Der Gesundheitsratgeber für Ihr Kind
Ein praktisches Nachschlagewerk von A – Z

Dr. med. Christel Pommer-Saal (Hrsg.)

Der Gesundheitsratgeber für Ihr Kind

Ein praktisches Nachschlagewerk von A – Z

VERLAG FÜR POSITIVE LEBENSGESTALTUNG

Wichtiger Hinweis

Die Autoren und Fachgutachter dieses Ratgebers haben große Sorgfalt darauf verwendet, daß die hier gemachten Angaben dem neuesten Stand der Wissenschaft entsprechen. Die häufigsten Erkrankungen und Alltagsbeschwerden bei Kindern werden vorgestellt, die ärztliche Behandlung beschrieben und – soweit möglich – Ratschläge zur Selbsthilfe gegeben. Dennoch ist es unbedingt erforderlich, daß Sie ärztlichen Rat aufsuchen, wenn Sie bestimmte Beschwerden nicht richtig einschätzen können oder wenn unklare Begleitumstände auftreten!

Illustrationen:
Henriette Rintelen

Covergestaltung: Rincon², Design & Produktion, Köln
Einbandfoto: Bavaria Bildagentur, Düsseldorf
Gesamtherstellung: **VERLAG** FÜR POSITIVE LEBENSGESTALTUNG GMBH, Königswinter

ISBN 3-927337-77-3

Liebe Eltern!

Wenn Ihr Kind sich nicht wohl fühlt, leiden auch Sie. Als Mutter und Kinderärztin kenne ich die Sorgen und Nöte, die in solchen Situationen aufkommen. Warum schreit das Baby, hat es Bauchschmerzen? Warum ist das Fieber so hoch? Wieso schläft mein Kind nicht? Eltern sind dann oft rat- und vor allem hilflos. Zwar sind manche Vorkommnisse harmloser Art und bedürfen nicht unbedingt ärztlichen Beistands. Doch welche Eltern trauen sich diese Entscheidung zu?

Deshalb soll dieses Buch helfen, Beschwerden und Krankheitsbilder richtig einzuordnen. Es gibt viele Tips und Ratschläge, wie Sie Ihrem Kind selbst Linderung verschaffen und bestimmten Erkrankungen vorbeugen können.

Gleichzeitig versetzt es Sie in die Lage, akut gefährdende und häufige Krankheiten rechtzeitig zu erkennen.

Die alphabetische Lexikonform und das ausführliche Register ermöglichen ein schnelles und gezieltes Nachschlagen, zahlreiche Verweise führen bei der Aufklärung des Problems weiter. Die Illustrationen veranschaulichen die beschriebenen Sachverhalte. Das angefügte, umfangreiche Glossar erklärt die medizinischen Fachausdrücke.

Dieser fundierte und praktische Ratgeber kann und soll kein Ersatz für eine ärztliche Beratung sein, er gibt jedoch Ratschläge für das Verhalten in Notfällen, bis ein Arzt zur Stelle ist.

Ein Verzeichnis wichtiger Adressen von Vergiftungszentralen (Giftnotrufstellen) hilft bei akuten Problemen. Informationen zu Einrichtungen und Stellen der Frühförderung geben darüber hinaus Rat bei Entwicklungsauffälligkeiten.

Und nun wünsche ich Ihrem Kind gute Besserung und eine schnelle Genesung!

Dr. med. Christel Pommer-Saal

A

Abbindung

→Blutungen

AB0-Blutgruppenunverträglichkeit

Die Ursache liegt darin, daß die Mutter z. B. mit Blutgruppe 0 gegen die Blutgruppe A des ungeborenen Kindes Antikörper bildet oder sie bereits hat.
Die Krankheitserscheinungen bei einer AB0-Blutgruppenunverträglichkeit sind meistens leichter als bei einer →Rh-Blutgruppenunverträglichkeit, weil die Blutgruppeneigenschaft des Kindes bei der Geburt noch nicht voll ausgebildet ist und die Antikörper der Mutter daher weniger gebunden werden.
Eine AB- bzw. eine BA-Unverträglichkeit kommt nur sehr selten vor.
Als Krankheitserscheinung entwikkelt sich in den ersten 24 Stunden nach der Geburt eine Gelbsucht. Diese wird selten so stark, daß ein Blutaustausch vorgenommen werden muß. Der Bilirubingehalt (Bilirubin = Abbauprodukt des Blutfarbstoffs) kann jedoch auch auf hohe Werte ansteigen. Mit einer →Fototherapie ist die Gefahr einer Hirnschädigung zu vermeiden. Bei der Bestrahlung mit blauem oder grünem Licht wird das in der Haut des Kindes befindliche Bilirubin chemisch umgewandelt und vom Körper ausgeschieden.

Absence

ist eine vorübergehende Bewußtseinsstörung, die nur wenige Sekunden dauert. Sie äußert sich nicht durch körperliches Zusammenbrechen, sondern unterbricht das Kind kurzfristig bei seiner momentanen Tätigkeit, wie z. B. beim Sprechen oder Spielen.
Während dieser Absence sind die Augen nur halb geöffnet und der Blick nach oben gewandt. Der Kopf und der Oberkörper des Kindes sind nach hinten gebeugt.
Es können auch längere Absencen auftreten, bei denen man Schluck- und Kaubewegungen, ein Herumnesteln mit den Händen und Erröten oder Erblassen des Kindes feststellen kann.
Eine Beeinträchtigung der Intelligenz ist bei erfolgreicher Behandlung nicht gegeben.
→Krämpfe

Abwehrschwäche

ist die verminderte Widerstandskraft gegen Infektionen. Ein Mangel an Blutzellen oder Antikörpern kann sie herbeiführen. Ein angeborener Immundefekt ist selten, dagegen wird ein erworbener Immundefekt häufiger festgestellt. Diese Schwäche ist oft nur vorübergehend, z. B. bei Masern. Ganz anders ist das bei einer virusbedingten Abwehrschwäche (→AIDS).

Adenotomie

ist die Entfernung der vergrößerten Rachenmandel. Der operative Eingriff wird unter Vollnarkose vorgenommen.
→Mandelentzündung

Adrenogenitales Syndrom

ist die Bezeichnung für Krankheitserscheinungen, die durch Überproduktion von Androgenen (in der Nebenniere und im Hoden gebildete männliche Hormone) hervorgerufen werden.

Affektkrampf

Das Wegschreien hat nichts mit Epilepsie zu tun. Es sind Reaktionen wütender Kleinkinder, die sich nach heftigem Schreien in diesen Zustand hineinsteigern. Es kommt zu einem vorübergehenden Atemstillstand, der das Blauwerden im Gesicht und Bewußtlosigkeit zur Folge hat.

AIDS

ist die Abkürzung des englischen Begriffs *Acquired Immune Deficiency Syndrome.* Die Krankheit wird vom *Human Immunodefiency Virus* (HIV) ausgelöst und verläuft praktisch immer tödlich, wenn auch meist erst nach vielen Jahren. Die Ansteckung erfolgt vor allem durch Kontakt von Wunden mit infiziertem Blut.
Kinder können sich bereits während der Schwangerschaft oder bei der Geburt bei ihrer mit HIV infizierten Mutter anstecken. Weitere Ansteckungsgefahr besteht beim Stillen, bei Infusion HIV-haltiger Blutprodukte oder bei Erwachsenen beim Geschlechtsverkehr.
Die Inkubationszeit kann zwischen drei Monaten und fünf Jahren liegen. Nach Ausbruch der Krankheit kommt es neben uncharakteristischen Symptomen wie Lymphknotenschwellungen und Durchfällen charakteristischerweise zu Infektionskrankheiten durch Erreger, die von einem gesunden Immunsystem unbemerkt beseitigt würden, bei manifester Immunschwäche jedoch zu schweren Krankheiten führen. Angeborene HIV-Infektionen bei Neugeborenen sind dadurch vermeidbar, daß sich Partner vor einer geplanten Schwangerschaft einem HIV-Test unterziehen. Durch eine Kombination verschiedener Medikamente kann das Voranschreiten der Immunschwäche verlangsamt werden.

Akne

ist eine der häufigsten Hauterkrankungen während der hormonellen Umstellung in der Pubertät. Mädchen und Jungen sind gleichermaßen betroffen. Die Erkrankung wird in erster Linie als kosmetisches Problem gesehen und führt zu psychischer Belastung.
Die in der Pubertät erhöhte Bildung der männlichen Sexualhormone, die auch im weiblichen Körper in gerin-

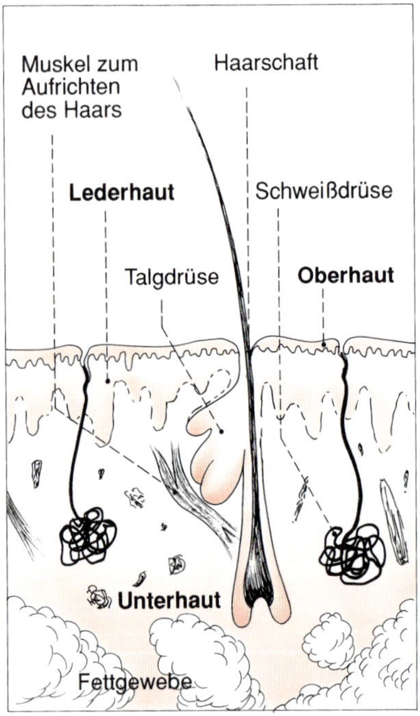

Akne

ger Menge produziert werden, ist die wesentliche Ursache. Sie führen zu einer gesteigerten Talgdrüsensekretion. Eine übermäßige Verhornung der oberflächlichen Zellen trägt dazu bei, daß sich die Talgdrüsenausführungsgänge verengen bzw. verstopfen. Die weißen Mitesser *(Komedonen)* führen zu Pickeln, Pusteln und in schweren Fällen zu Abszessen (größere Eiteransammlungen), die oft nach der Abheilung Narben hinterlassen.

Die Behandlung der Akne sollte man einem Hautarzt anvertrauen. Er wird Sie beraten, ob eine mechanische Beseitigung in Frage kommt bzw. welche Medikamente oder Hautpflegemittel sinnvoll einzusetzen sind.

In den letzten Jahren hat sich in der Behandlung einiges verbessert. Die auftretende Störung läßt sich nicht vollständig heilen, ihre Auswirkungen können aber gemildert werden.

Eine Schälkur ist möglich durch Auftragen von *Benzoylperoxid*, aber auch durch Resorzin, Salizylsäure oder Schwefel. Ähnlich wirkt Vitamin-A-Salbe oder -Säure.

Eine übliche Langzeitbehandlung besteht darin, daß man Antibiotika und Vitamin A verabreicht, die gegen eine Entzündung oder Verhornung wirken.

Mit heißem Wasser und synthetischer Seife entfettet man die Haut.

Auf fettige Kosmetika sollte man verzichten. Kurze Sonnenbäder können hilfreich sein. Ob diätetische Maßnahmen weiterhelfen, sollte der Arzt entscheiden.

Alkohol

sollte man in der Schwangerschaft völlig meiden. Entscheidend für eine *Alkohol-Embryopathie* sind die kritischen Wochen zwischen der dritten und neunten Schwangerschaftswoche. Danach wird ein gelegentlicher Genuß von einem Glas Wein oder Bier wahrscheinlich nicht schaden.

Bei etwa 10–20% der neugeborenen Kinder ist nach ständigem Alkoholkonsum mit Fehlbildungen zu rechnen, wobei es auf die Regelmäßig-

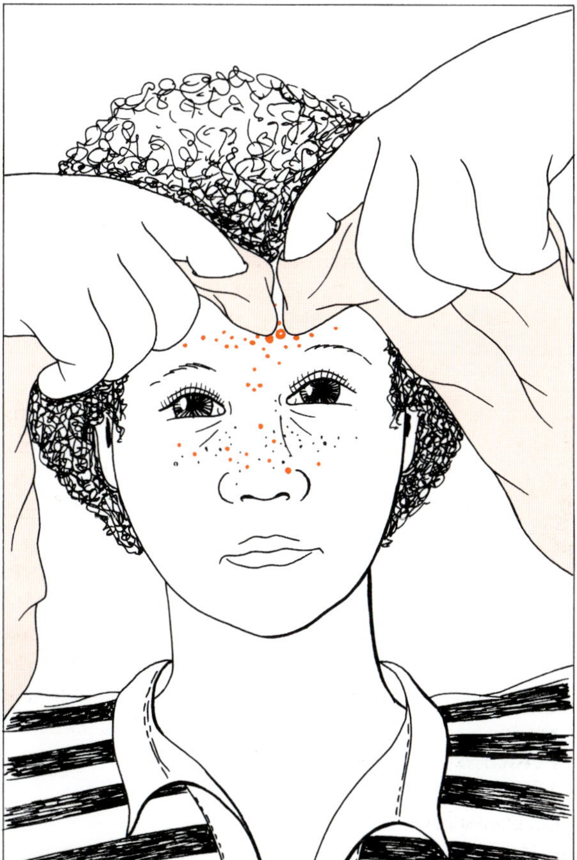

Akne

keit und die Alkoholkonzentration ankommt.
Kinder von Alkoholikerinnen laufen Gefahr, daß Mißbildungen in der →Embryonalperiode und auch noch später in der →Fetalperiode auftreten.
Krankheitsbilder sind Untergewicht und eine Körperlänge, die etwa zwei Drittel der normalen entspricht (→Mangelgeborene), zu kleiner Kopf und Unterentwicklung des Gehirns (→Mikrozephalie), dadurch geistige Entwicklungsverzögerung. Gekennzeichnet ist die Mikrozephalie durch niedrige Stirn, kurze Nase

mit nach oben gerichteten Nasenlöchern, gewölbte Oberlippe und kleinen Unterkiefer.
Fehlbildungen der Nieren, eine Gaumenspalte, Anomalien an den Genitalien und Hüftgelenksverrenkung kommen seltener vor.

Allergie

Der Organismus erzeugt eine Überempfindlichkeitsreaktion. Bedingt durch größer gewordene Umwelteinflüsse treten allergische Krankheitsbilder immer häufiger auf. Eine Veranlagung kann erworben werden, ist aber auch erblich. Letzteres führt bei jedem zweiten Kind zu einer Erkrankung. In allen anderen Fällen muß mit einer Allergiehäufigkeit von etwa 10% gerechnet werden.
Folgende Allergene sind am weitesten verbreitet: Bienengift, pflanzliche Pollen, Hausstaubmilbe, Tierhaare und -federn, Medikamente und Nahrungsmittel.
Ein einzelnes Allergen, aber auch mehrere Allergene können zu Reaktionen führen. Folgende Symptome sind als typisch zu bezeichnen: →Asthma, →Ekzem, →Heufieber. Vieldeutiger ist →Durchfall, hervorgerufen durch eine Nahrungsmittelallergie. Lebensbedrohend, aber selten ist der →anaphylaktische Schock.
Sie sollten durch einen allergieerfahrenen Arzt feststellen lassen, ob eine Allergie vorliegt. Demzufolge sind die Quellen zu beseitigen oder der Kontakt zu vermeiden.
Allergien im Kindesalter können nach der →Pubertät nachlassen oder ausbleiben.

Alopezie

→Haarausfall

Amniozentese

→Pränatale Diagnostik

Analatresie

Verschluß des Afters. Diese Fehlbildung kommt selten vor; wird aber auch bei der Untersuchung direkt nach der Geburt durch die Hebamme sofort erkannt. Durch einen einfachen chirurgischen Eingriff wird der Verschluß behoben. Manchmal ist der After nur durch ein Häutchen verschlossen, welches sich ohne Schmerzen für das Kind durchbohren läßt.

Anaphylaktischer Schock

ist eine seltene, aber lebensbedrohende Reaktion eines hochgradigen Allergikers. Seine Symptome sind: Juckreiz des gesamten Organismus, Kälte- und Schwächegefühle, Kopfweh, Blutdruckabfall, Übelkeit und Bewußtlosigkeit.
Der Schock ist ein medizinischer Notfall und bedarf des sofortigen Einsatzes eines Arztes (Notarzt). Sollte der Schock durch einen Bienenstich ausgelöst sein, binden Sie die Gliedmaßen oberhalb des Einstichs ab.

Bis zum Eintreffen des Notarztes sollten Sie das Kind auf den Rücken legen und den Kopf etwas niedriger als den Körper. Bedecken Sie es mit einer Decke und sprechen Sie ihm Trost zu, denn Angst verschlechtert den Verlauf.

Anämie

→Blutarmut

Anästhesie

→Narkose

Angina

→Mandelentzündung

Anorexia nervosa

→Magersucht

Antigen

ist ein Fremdkörper, der beim Eindringen in das Blut eine →Antikörper-Produktion hervorruft. →Viren und →Bakterien sind Beispiele für Antigene. Bei einer Überreaktion liegt eine →Allergie vor.

Antikörper

sind spezifische Eiweißstoffe, die durch Einwirkung eines →Antigens auf den Organismus von ihm gebildet werden. Der Antikörper geht mit dem Antigen eine Verbindung ein und macht es dadurch unschädlich. Dadurch entsteht ein Schutz vor erneuter Infektion (→Immunität).

Aortenisthmusstenose

→Herzfehler

Apgar-Index

ist ein von der Ärztin Virginia Apgar entwickeltes Beurteilungsschema, um den Schweregrad der *Asphyxie* (Sauerstoffmangel) zu beurteilen. Gesunde Kinder haben Apgarwerte zwischen 8 und 10. Die Hebamme vergibt während der ersten Viertelstunde nach der Geburt die Noten 0 bis 2 für die Kriterien:
Atmung, Hautfarbe, Frequenz des Herzschlags, Muskelspannung und Reaktion auf mechanischen Reiz.

Apparative Diagnoseverfahren

Elektrokardiogramm (EKG)
ist die Aufzeichnung der elektrischen Herzaktionsströme. Sie werden durch Meßelektroden aufgenommen, die an den Gliedmaßen und auf der Brust angebracht werden. Die Untersuchungsmethode ist völlig harmlos und belastet den Patienten in keiner Weise. Die Aufzeichnungen geben Auskunft über Unregelmäßigkeiten der Herztätigkeit.

Elektroenzephalogramm (EEG)
ist ebenso harmlos und unbelastend für das Kind. Es ist die Messung der elektrischen Hirnströme. Um den Kopf herum werden Meßelektroden angebracht. Diese nehmen die an der Oberfläche des Gehirns abgeleiteten Hirnströme auf und geben sie an ein Aufzeichnungsgerät weiter. Mit Hilfe dieser Methode kann man Krampfanfälle (→Krämpfe), → Gehirnentzündungen oder ein →Schädel-Hirn-Trauma analysieren.

Sonographie (Ultraschall)
ist ein schmerzloses Verfahren (ohne Röntgenstrahlung), bei dem auf einem Bildschirm die Größe und Bewegung von Weichteilorganen aufgezeichnet werden. Diese Methode wird heute vielseitig angewendet (Schwangerschaftsvorsorge).

Röntgendiagnostik
ist eine mit hoher Strahlenbelastung einhergehende Diagnosemethode, bei der durch Kontrastmittel die Funktion der Organe überprüft wird, aber auch die Knochen sichtbar gemacht werden. Man sollte eine häufige Untersuchung bei Kindern vermeiden, da lebendes Gewebe geschädigt wird. Die Keimdrüsen (Hoden, Eierstöcke) werden gegen eine mögliche Streustrahlung durch Bleiabdeckungen geschützt.

Computertomographie (CT)
ist ein spezielles Röntgenverfahren, bei dem der Patient auf einem Schlitten durch eine Röhre geführt wird. Es entstehen schichtweise Aufzeichnungen in verschiedenen Ebenen, die besonders gut Aufschluß über eine Geschwulst oder innere Blutungen geben können. Die Computertomographie läßt Einblicke in unzugängliche Körperpartien zu.

Kernspintomographie (MRT)
ist die neueste Entwicklung ohne Röntgenstrahlen. Mit Hilfe von Magnetfeldern können innere Organe schichtweise dargestellt werden. Durch die hohen Anschaffungskosten ist diese Methode noch nicht weit verbreitet. Sie gilt als unschädlich.

Szintigraphie
ist die Darstellung von Organen, bei denen ein kurzlebiges Radionuklid injiziert wird. Die Gammastrahlung wird durch einen Scanner sichtbar gemacht. Das Verfahren gilt als besonders geeignet zur Erkennung von Stoffwechselstörungen oder Krankheitsherden im Bereich der Nieren, Knochen und des Gehirns.

Appendizitis

→Blinddarmentzündung

Appetitstörung

Es gibt große Schwankungen des Appetits im Kleinkindes- und Schulalter. Eltern sind sehr besorgt, wenn ihr Kind nicht kräftig ißt. Kein Grund zur Sorge besteht aber, wenn

die Entwicklung des Kindes normal verläuft.
Das Herannahen einer Krankheit ist aber dann angesagt, wenn ein Kind mit normalem Appetit spürbar weniger ißt.
Die Ursache der Appetitlosigkeit können fieberhafte Infekte, Halsweh (→Mandelentzündung) oder schmerzhafter Ausschlag im Mund (Mundfäule) sein.
Wichtig ist eine ausreichende Flüssigkeitszufuhr, denn Trinken ist wichtiger als Essen.

Armlähmungen

→Geburtsverletzungen

Arrhythmie

→Herzrhythmusstörung

Arthritis

→Gelenkentzündung

Askariden

→Würmer

Asthma

ist ein auftretender Anfall von Atemnot durch erschwerte Ausatmung. Diese Anfälle sind im Kindesalter häufiger festzustellen, verlieren sich aber nach der Pubertät.
Das Asthma kann erblich bedingt sein und wird ausgelöst durch eine Überempfindlichkeit (→Allergie) oder durch Infektionen, erhöhten Schwefeldioxidanteil der Atemluft, Kälte oder trockene Luft und Staub.
Asthmaanfälle bei Kindern sind meistens von beiden Ursachen herbeigeführt. Einher gehen diese Anfälle häufig mit *atopischer Dermatitis* (→Ekzem) oder →Heuschnupfen.
Die Beschwerden treten plötzlich auf und lassen nach einigen Stunden wieder nach. Das Krankheitsbild ist anfangs nicht klar definierbar, weil auf einen harmlosen Husten- oder Schnupfeninfekt geschlossen werden kann.
Im allgemeinen ist bei Auftreten der Beschwerden eine kinderärztliche Betreuung angesagt. Eine Lebensgefahr besteht, wenn trotz vorgenommener Behandlung der asthmatische Zustand länger als 10 bis 12 Stunden anhält. Hier kann nur eine sofortige Krankenhausaufnahme Abhilfe schaffen.
Wenn eine Disposition vorhanden ist, sind folgende Vorbeugemaßnahmen empfehlenswert: Sie sollten das Kind vor Atemwegsinfektionen schützen, durch entsprechende Bekleidung, den Witterungsverhältnissen angepaßt, gleichmäßige Raumtemperaturen mit nicht zu geringer relativer Luftfeuchtigkeit (ca. 55%), keine körperlichen Überanstrengungen, genügend Schlaf und möglichst Vermeidung psychischer Belastungen.
Tabakrauch ist besonders schädlich. Abgesehen von der notwendigen ärztlichen Therapie sind Klimaku-

ren in allergenarmer und staubfreier Luft unterstützende Maßnahmen. Empfehlenswert dafür ist der Aufenthalt am Meer oder im Gebirge.

Atemnotsyndrom

ist eine typische Störung der Atmung bei Frühgeborenen. Sie tritt meistens zwischen dem zweiten und dritten Tag nach der Geburt auf, weil den noch unreifen Lungen eine oberflächenaktive Substanz (*Surfactant*) fehlt. Die Lungenbläschen fallen zusammen, und dadurch wird die Sauerstoffaufnahme gestört. Es kommt zum Sauerstoffmangel, und das zeigt sich durch eine bläuliche Verfärbung der Haut. Das Kind leidet unter Atemnot. Charakteristisch dafür ist das Stöhnen beim Ausatmen. Ein lebensbedrohliches Krankheitsbild, das ohne entsprechende Behandlung nach ca. 48 Stunden zum Tod führt.
Das Kind gehört sofort in eine Intensivbehandlung mit künstlicher Beatmung. Unter Umständen wird zusätzlich Sauerstoff gegeben, bis sich genügend Surfactant gebildet hat. Nach Ablauf der ersten Lebenswoche hat sich die Atmung stabilisiert. Vorbeugend sollte man bei drohender Frühgeburt versuchen, die Ent-

Asthma

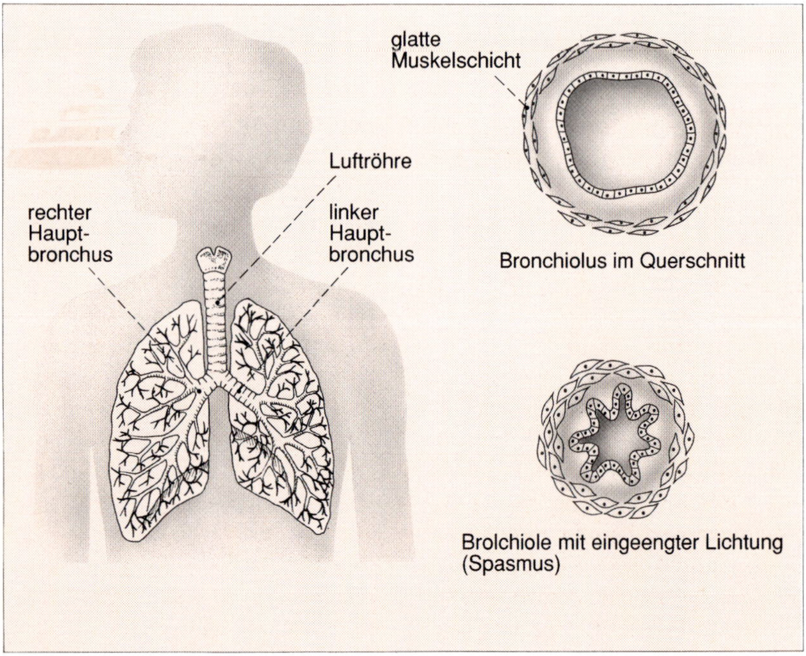

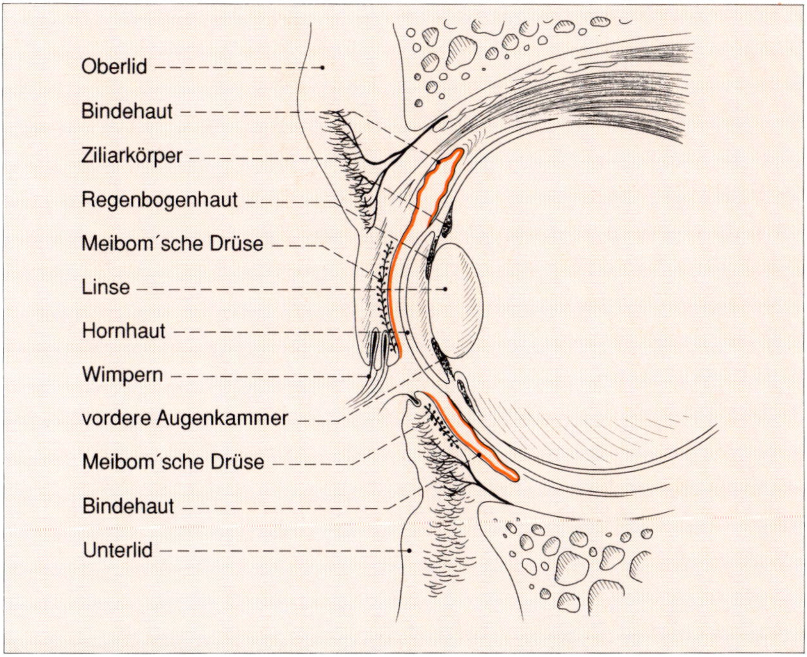

Augenbindehaut

bindung durch ein wehenhemmendes Mittel zu verzögern.

Augenbindehautentzündung

(*Konjunktivitis*)

Die Bindehaut verbindet die Innenseiten des Ober- und Unterlides mit dem Augapfel. Eine Entzündung kann mehrere Ursachen haben. Es gibt infektiöse und nichtinfektiöse Bindehautentzündungen.

Eine infektiöse Entzündung wird durch Bakterien hervorgerufen. Bei Neugeborenen besteht eine Infektionsmöglichkeit bereits bei der Geburt aus der Scheide der Mutter, sofern diese an einer *Gonorrhö* (Tripper) leidet. Wegen der großen Gefahr der Erblindung bei Nichtbehandlung, werden den Neugeborenen von der Hebamme Augentropfen in beide Bindehautsäcke eingeträufelt. Häufig tritt danach eine kurzfristige Reizung der Bindehaut auf.

Nichtinfektiöse Entzündungen können durch eine Allergie (z. B. bei →Heuschnupfen, →Heufieber) oder durch Staub, Rauch oder grelles Sonnenlicht hervorgerufen werden.

Leichtere Entzündungen heilen innerhalb von ein paar Tagen von selbst. Die auftretenden Sekretab-

sonderungen an den Wimpern kann man durch eine lauwarme Kamillenteelösung mit einem Wattebausch entfernen. Wischen Sie das Auge von außen nach innen vorsichtig aus.
Bei schwererund eitriger Bindehautentzündung wird ein Antibiotikum verabreicht. In diesem Fall müssen Sie unbedingt Ihren Kinderarzt aufsuchen. Das gleiche gilt für allergische Entzündungen, hervorgerufen durch den jahreszeitlich bedingten Pollenflug (→Allergie).
Eine nichteitrige Bindehautentzündung wird durch ein Virus hervorgerufen, z. B. bei →Masern. Dabei besteht Augenbrennen, und man wird auf die Lichtscheu Rücksicht nehmen müssen. Gelegentlich greift eine virusbedingte Entzündung auf die Hornhaut über, z. B. →Herpes simplex. Bevor der Arzt eine Diagnose stellen konnte, sollten keine kortisonhaltigen Präparate verabreicht werden, weil diese bei einer Entzündung der Hornhaut durch Herpes-simplex-Virus schaden können. Ebenso gilt das für eine mögliche Pilzentzündung der Hornhaut.

Augenbrennen

ist ein Symptom für eine →Augenbindehautentzündung. Liegt eine Schwellung der Augenlider vor, besteht die Möglichkeit einer →Gerstenkorn-Bildung. Sie ist verbunden mit einem Druckschmerz und einem Fremdkörpergefühl.
Möglich ist auch eine →Tränen-Nasen-Gang-Verstopfung, die vom Arzt beseitigt wird.
Starkes Augenbrennen mit gleichzeitigen Schmerzen im Oberkiefer und an den Schläfen weist auf eine →Nasennebenhöhlenentzündung hin.

Ausfluß

Bei einem neugeborenen Mädchen kann durch die Wirkung mütterlicher Hormone ein weißlicher Ausfluß aus der Scheide entstehen, der etwa nach der zweiten Lebenswoche aufhört. Eine Behandlung ist nicht angesagt. Durch die Einwirkung der mütterlichen Hormone kann auch die Schleimhaut der kindlichen Gebärmutter gelockert und dann abgestoßen werden. Es kommt zu einem blutigen Ausfluß, der nachläßt, sobald diese Hormone aus dem Körper des Babys ausgeschieden sind. Das ist auch meistens nach der zweiten Lebenswoche erfolgt.
Fremdkörper (z. B. Holzsplitter, Knopf), die sich das Kind beim Spielen in die Scheide (*Vagina*) hineingeschoben hat, können zu Verletzungen mit blutigem Ausfluß führen, der faulig riecht. Hier muß der Arzt aufgesucht werden, der durch genaue Untersuchungen die Ursache feststellen kann.
Hygienebedingungen oder auch chemische Zusätze des Badewassers und Sprays führen zu einem Ausfluß, der mit starkem Juckreiz oder Brennen verbunden ist.

Stärkerer Ausfluß, der eitrig sein kann, kommt bei einer →Bakterien-Infektion vor. Bei einer *Trichomonas*-Infektion ist der Ausfluß schaumig und unangenehm riechend. Krümeliger Ausfluß mit starkem Juckreiz wird von einer Pilzinfektion hervorgerufen.

Alle diese Symptome gehören in die Behandlung durch einen Arzt.

Autismus

ist eine schwere Störung, die verhindert, zwischenmenschliche Beziehungen aufzubauen. Diese selten auftretende Krankheit bedarf einer langwierigen therapeutischen Behandlung. Bei Säuglingen fällt Autismus dadurch auf, daß sie keine Reaktion auf Ihr Lächeln zeigen, keinen Blickkontakt herstellen können oder eine verzögerte oder fehlende Sprachentwicklung zeigen.

Ein späteres Erscheinungsbild ist dadurch gegeben, daß sich das Kind völlig von seiner Umwelt abkapselt. Die Kinder sind häufig einseitig begabt; sie sind in ihrem Sozialverhalten oft gestört.

Azetonämisches Erbrechen

→Erbrechen

B

Bakterien

sind Kleinlebewesen, die nur mikroskopisch erkennbar sind. Es gibt sie in unterschiedlicher Form. Sie sind teilweise Krankheitserreger. Wenn sie gegen Hitze und trockene Luft resistent sind, werden sie **Bazillen** genannt.
Infektionskrankheiten können hervorgerufen werden z. B. durch *Hämophilus* (Stäbchenbakterien), Keuchhusten-Bakterien, *Meningokokken* (Erreger der Meningitis), *Pneumokokken* (Erreger der Lungenentzündung), *Staphylokokken* (Eitererreger), *Streptokokken* (Erreger z. B. von Scharlach).
Zur richtigen Therapie ist der Nachweis der Bakterien notwendig, die im Blut, Urin, Stuhl oder Rachen- und Eiterabstrich gefunden werden können.

Bandwurm

→Würmer

Bauchfellentzündung

(Peritonitis)
ist meistens die Folge einer Komplikation bei Typhus oder einer Blinddarmentzündung. Dem Zerfall der Darmwand durch ein Geschwür folgt eine Bauchfellentzündung, die nur durch eine chirurgische Behandlung und eine Antibiotika-Theraphie geheilt werden kann.

Bauchschmerzen

sind die häufigste Ursache für einen Arztbesuch. Sie treten in leichter Form auf bei Magenverstimmungen oder →Blähungen. Hiervon sind vor allem Säuglinge betroffen.
Wenn Ihr Kind sich aber nicht ablenken läßt und insgesamt einen kranken Eindruck macht, kann eine ernstere Ursache vorliegen. Weitere Symptome sind Appetitlosigkeit, →Verstopfung, →Erbrechen oder →Durchfall und →Fieber.
Bei Säuglingen kann auch oft eine *Kardiainsuffizienz* (Störung am Speiseröhren-Magen-Übergang oder seltener, aber sehr viel ernster, eine →Invagination vorliegen.
Kleinkinder werden häufig von Bauchschmerzen geplagt, die durch eine Darmgrippe hervorgerufen werden. Gleichzeitig treten Fieber, Erbrechen und Durchfall auf. Auch →Harnwegsinfektionen können zu Bauchschmerzen führen. Eine →Blinddarmentzündung führt zu starken Schmerzen und wird von Übelkeit und Erbrechen begleitet. Bei einer Lebensmittelallergie kann es ebenso zu Bauchschmerzen kommen.
Auch seelische Spannungen verursachen Bauchschmerzen. Trost und eine liebevolle Zuwendung können rasche Abhilfe schaffen.

Bazillen

→Bakterien

BCG-Impfung

→Tuberkulose

Beatmung

Eine künstliche Beatmung ist bei Aussetzen der Atmung oder Atemstillstand sofort vorzunehmen, da das Kind nur etwa drei Minuten ohne Sauerstoff leben kann.
Bei richtiger Technik ist die Mund-zu-Mund-Beatmung sehr wirksam. Kleineren Kindern (bis zum fünften Lebensjahr) wird man die Atemluft gleichzeitig in Mund und Nase einblasen.

Ausführung bei kleineren Kindern:
1. Befreien Sie die Luftwege von Fremdkörpern (Kaugummi, Bonbons, Spielzeug) oder Erbrochenem mit dem Finger und drehen Sie den Kopf seitlich nach unten, um Flüssigkeiten aus dem Mund auslaufen zu lassen.
2. Legen Sie das Kind auf den Rükken (auf dem Boden oder einer festen Unterlage) und prüfen Sie den Puls, da bei Herzstillstand außerdem noch eine →Herzdruckmassage notwendig ist.
3. Knien Sie sich neben das Kind und beugen Sie den Kopf des Kindes stark in den Nacken, indem Sie mit einer Hand an die Stirn und mit der anderen unter das Kinn fassen. Die Atemwege werden dadurch freigemacht.
4. Atmen Sie ein. Den weit geöffneten Mund fest auf Mund und Nase des Kindes aufsetzen und Ihre Ausatmungsluft mit ein paar kurzen Atemstößen einblasen.
5. Heben Sie den Kopf ab und beobachten Sie, ob sich der Brustkorb des Kindes beim Ausströmen der Luft senkt. Wiederholen Sie die Atemspende alle zwei Sekunden und beenden Sie die künstliche Beatmung erst, wenn die Atmung des Kindes wieder regelmäßig einsetzt.

Ausführung bei größeren Kindern:
1. bis 3. wie oben beschrieben. Mit den Fingern der Hand auf der Stirn sollten Sie die Nase des Kindes zudrücken.
4. Atmen Sie ein. Mit Ihren Lippen umschließen Sie den Mund des Kindes und machen ein paar Atemstöße mit einem Atemzug. Wiederholen Sie den Vorgang alle zwei Sekunden, bis die Atmung des Kindes wieder einsetzt oder Hilfe eintrifft.

Beschneidung

der Vorhaut des Knaben ist üblich bei anderen Völkern aus religiösen Gründen, aber auch als Ritual zur Erreichung der Mannbarkeit. Eine Vorhautverengung *(Phimose)* ist während der Säuglingszeit und in den ersten Lebensjahren normal. Die Verklebung der Vorhaut mit der Eichel löst sich meist von selbst. Normalerweise ist die Öffnung der Vorhaut groß genug, um den Urin durchzulassen. Sollte es zu Schwierigkeiten beim Wasserlassen kommen, bzw. staut sich der Urin hinter

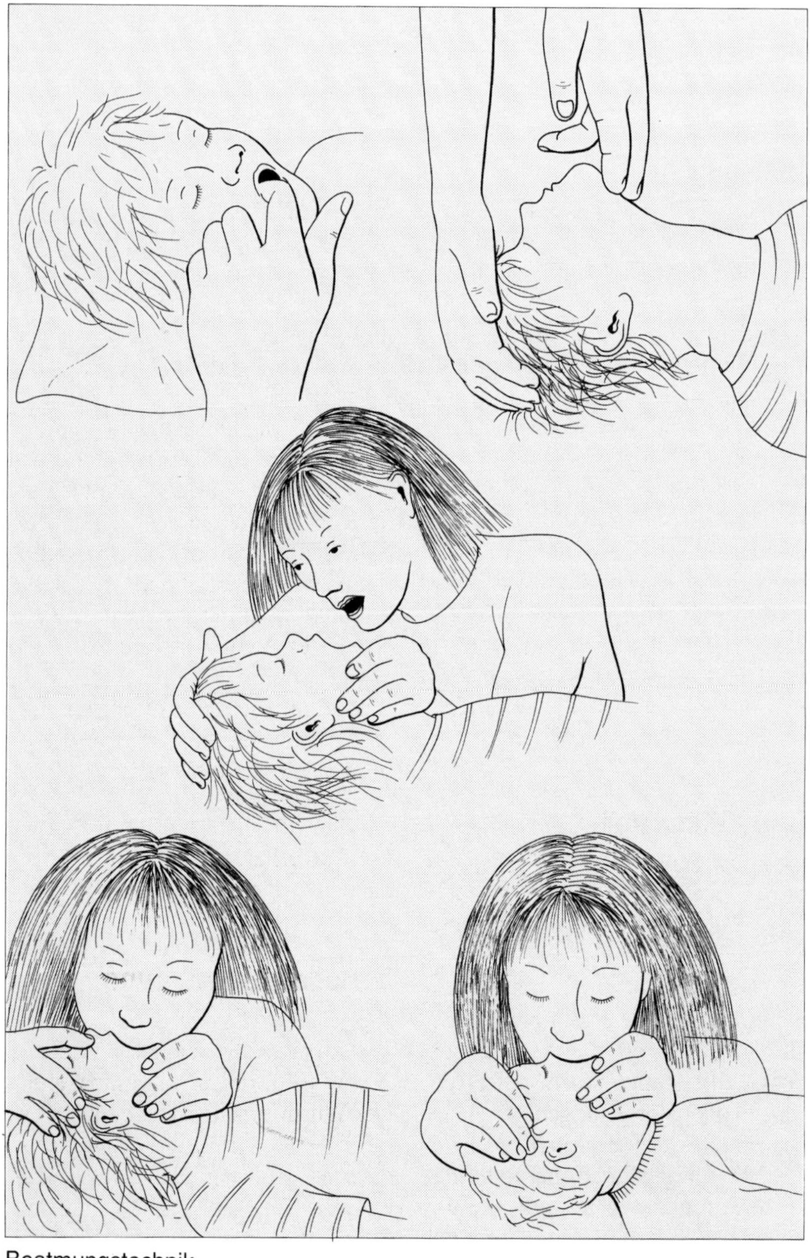

Beatmungstechnik

der Vorhaut und führt damit zu Entzündungen, ist eine Beschneidung *(Zirkumzision)* nötig.

Bettnässen

Das Trockenwerden des Kindes ist ein natürlicher Reifungsprozeß, der im allgemeinen im dritten Lebensjahr abgeschlossen ist. In Ausnahmefällen ist das Einnässen noch bis zum fünften Lebensjahr festzustellen. Ganz selten ist es im Alter zwischen 10 und 14 Jahren; das trifft nur noch auf ca. 1% aller Kinder zu.

Wenn häufiges Einnässen im Schulalter auftritt, sollten Sie den Kinderarzt aufsuchen. Ansonsten machen Sie Gebrauch von einer Plastikunterlage. Sorgen Sie dafür, daß Ihr Kind möglichst rasch gewaschen wird, und vermeiden Sie große Vorwürfe. Ein Lob beim Nichteinnässen hilft häufig besser.

Bewußtlosigkeit

ist ein längerer Ausfall von Gehirnfunktionen, der über Stunden und Tage, aber auch länger andauern kann. Verursacht wird sie durch Unfallverletzungen, durch mangelnde Durchblutung des Gehirns, durch Verletzungen oder Erkrankungen des Gehirns, durch Stoffwechselstörungen oder Vergiftungen.

Bei einem bewußtlosen Kind bleiben alle Körperfunktionen erhalten (z. B. Atmung). Durch eine stabile Seitenlagerung erreichen Sie, daß die Atemwege freibleiben, Erbrochenes z. B. nicht zur Einatmung gelangt.

Eine Behandlung findet auf der Intensivstation einer Klinik statt.

Blähungen

treten bei Säuglingen bis zum dritten Lebensmonat auf *(Dreimonatskoliken)*. Sie werden durch den Verdauungsvorgang hervorgerufen und durch beim Trinken geschluckte Luft verstärkt.

Ursache kann aber auch bei stillender Mutter deren Ernährungsgewohnheit sein. Sie sollte auf blähende Kost verzichten. Vermeiden Sie beim Füttern mit der Flasche durch richtige Haltung, daß Luft geschluckt wird, und lassen Sie dem Kind Zeit zum »Bäuerchen« machen.

Lassen Sie sich von Ihrem Kinderarzt beraten, er kann Tropfen verordnen, die Linderung verschaffen.

Blasenentzündung

→Harnwegsinfektion

Blinddarmentzündung

(Appendizitis)

Die Ursache für eine Entzündung des Wurmfortsatzes ist unbekannt. Der Wurmfortsatz ist eine fingerförmige Verlängerung des Blinddarms, der am Anfang des Dickdarms hängt.

Eine unbehandelte Entzündung führt zum Durchbruch in die Bauch-

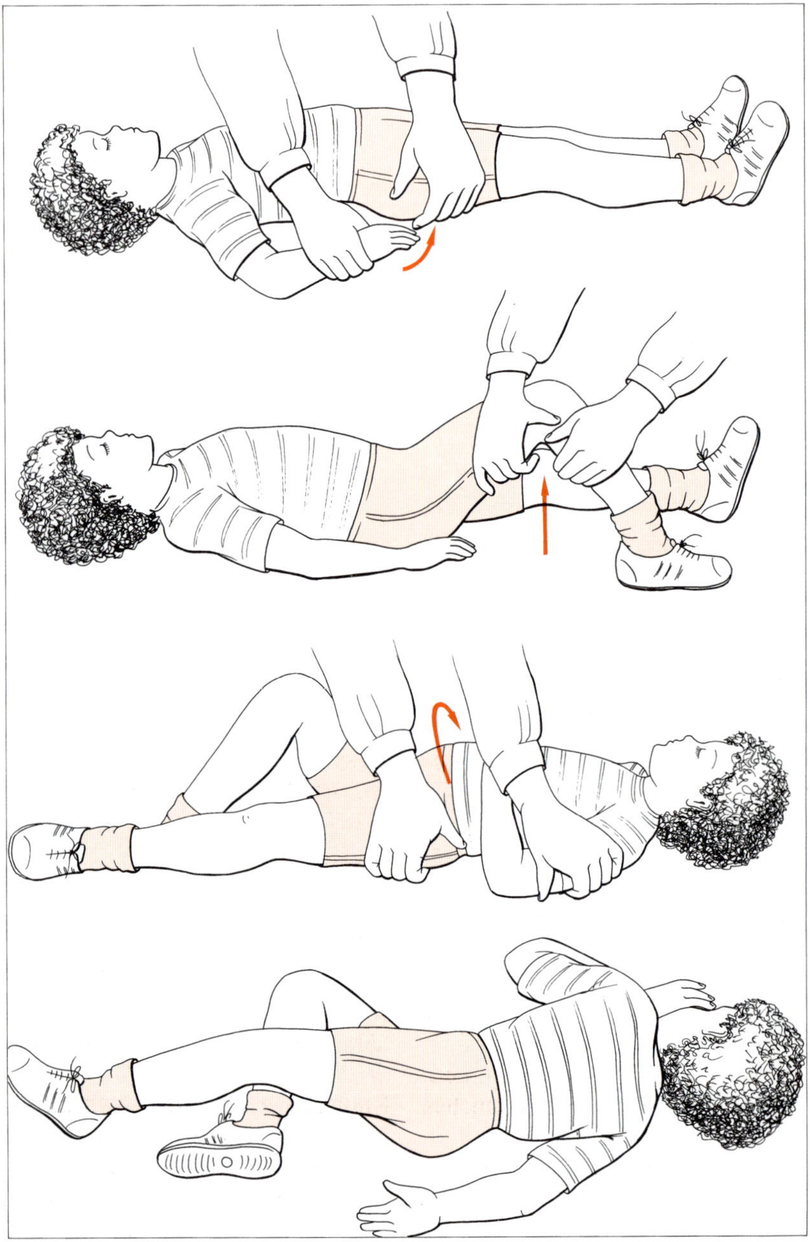

Lagerung bei Bewußtlosigkeit

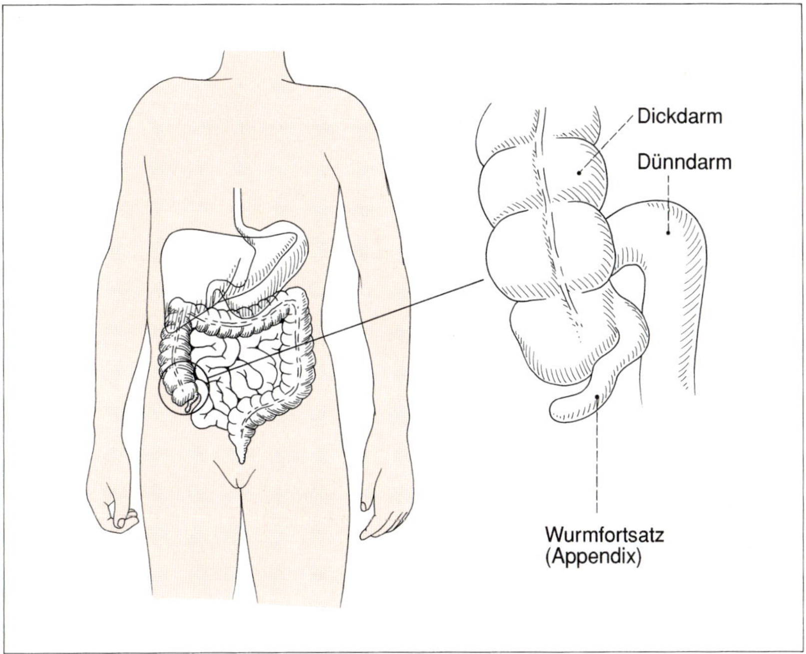

Blinddarm

höhle und weiter zur Bauchfellentzündung.

Plötzlich einsetzende →Bauchschmerzen, zunächst im Mittelbauch, später im Unterbauch, sind ein Symptom für eine Blinddarmentzündung. Weitere Anzeichen sind Brechreiz und Erbrechen, Durchfall und Fieber. Eine Diagnose ist nicht immer sicher zu stellen. Der Arzt sollte in jedem Fall gerufen werden. Er kann durch Betasten des Bauches feststellen, ob ein Druckschmerz vorhanden ist und die Einweisung in ein Krankenhaus zum operativen Eingriff geboten erscheint.

Ob es eine chronische Blinddarmentzündung oder Blinddarmreizung gibt, ist nicht bewiesen. Meist haben wiederkehrende →Bauchschmerzen andere Gründe.

Blutarmut *(Anämie)*

liegt vor, wenn zu wenig Blutfarbstoff *(Hämoglobin)* oder rote Blutkörperchen *(Erythrozyten)* vorhanden sind.

Kopfschmerzen und Schwindelgefühl sowie Kurzatmigkeit und Pulsbeschleunigung sind Anzeichen für eine Blutarmut. Eine →Rh-Blutgruppenunverträglichkeit kann Ursache für eine Anämie sein. Eisenmangel, der durch unausgewogene Ernährung auftreten kann, oder Blutverluste bei Unfällen sowie Magen-Darm-Störungen erniedrigen den Eisenspiegel im Blut.

Bei Eisenmangel hilft bereits eine abwechslungsreiche, eisenhaltige Nahrung mit Fleisch, Hülsenfrüchten, Ei, Vollkornbrot, Gemüse, Salat und Obst. Vitamin-C-Fruchtsaft erhöht die Eisenaufnahme. Der Arzt muß entscheiden, ob darüber hinaus Eisenpräparate verabreicht werden, denn diese sind für den Magen weniger verträglich.

Bluterkrankheit

→Hämophilie

Blutgruppenunverträglichkeit

→AB0-Blutgruppenunverträglichkeit
→Rh-Blutgruppenunverträglichkeit

Bluthochdruck

kann im Kindesalter vorkommen, ist jedoch sehr selten anzutreffen. Der Bluthochdruck kann auf eine Nierenerkrankung zurückzuführen sein. Unerforscht ist die Ursache eines erhöhten Blutdrucks bei Erwachsenen ohne erkennbare organische Störungen. Da eine erbliche Veranlagung gegeben sein kann, ist es ratsam, das Kind mindestens einmal im Jahr auf einen Bluthochdruck untersuchen zu lassen. Ein erhöhter Salzkonsum bereits im Kindesalter kann eine *essentielle Hypertonie* bei Erwachsenen begünstigen.

Blutiger Stuhl

kann auf die verschiedensten Ursachen zurückzuführen sein. Schrunden (*Rhagaden*) am After kommen bei Kleinkindern häufig vor, besonders wenn die Stühle hart sind. Hier hilft eine schmerzstillende Salbe gegen die Einrisse am After und eine Veränderung der Ernährung (→Verstopfung). Andere Gründe für Blutauflagen sind Infektionen im Verdauungstrakt oder verschlucktes Blut vom Nasenbluten. Zur Klärung der Ursache sollten Sie den Arzt aufsuchen.

Blutiger Urin

kann beim Harnlassen sichtbar sein, aber auch nur durch chemische Methoden sichtbar gemacht werden. Die Ursache können Fremdkörper (Steine) sein, aber auch Entzündungen in den Harnwegen. Ein Nierentumor kann Blutspuren hinterlassen (→Wilms-Tumor). Der Arzt wird herausfinden, welches die Ursache für einen blutigen Urin ist.

Blutungen

treten in verschiedenen Formen und aus den unterschiedlichsten Anlässen auf.

Das **Nasenbluten** ist wohl die häufigste Erscheinung bei Kindern. Es wird verursacht durch einen Nasen-

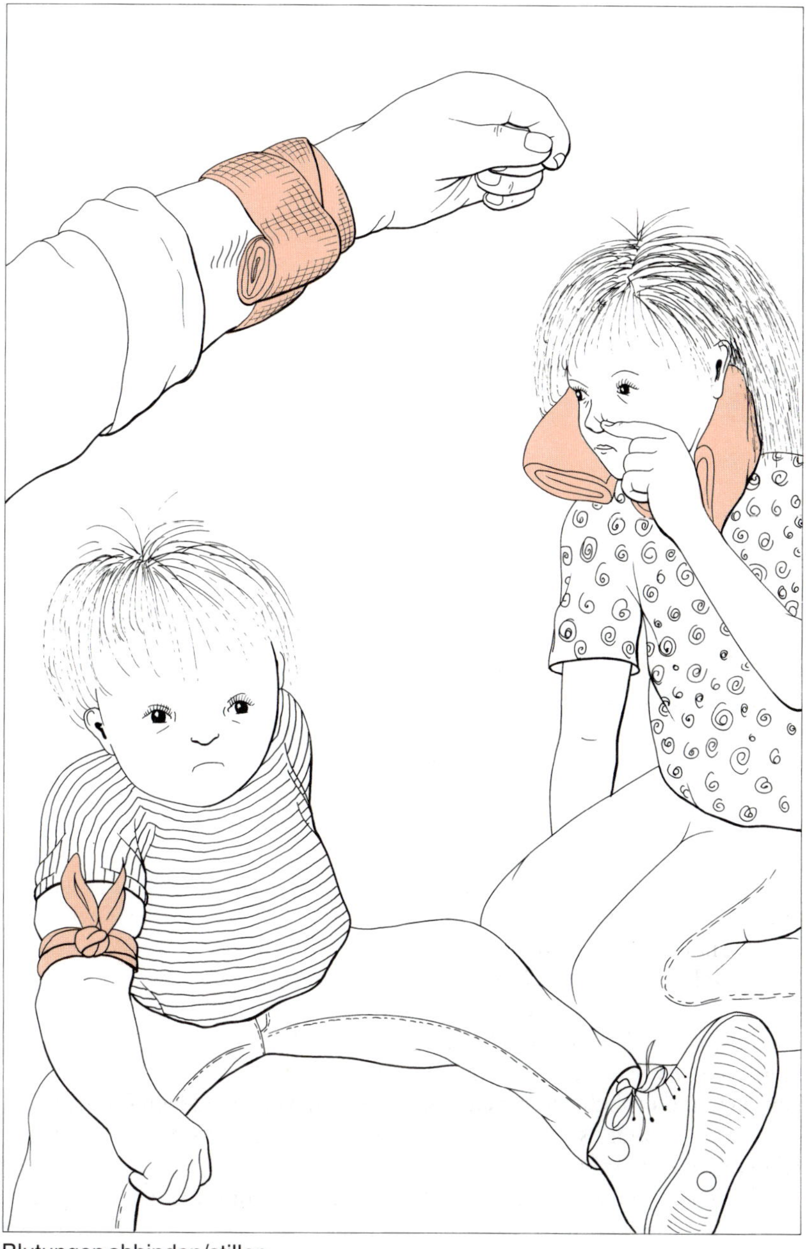

Blutungen abbinden/stillen

stoß oder durch Fallen auf die Nase, durch Nasebohren oder heftiges Schneuzen bei Erkältungen.
Achten Sie darauf, daß das Blut nicht verschluckt wird. Setzen Sie Ihr Kind aufrecht und beugen Sie seinen Kopf leicht nach vorn, damit das restliche Blut heraustropfen kann. Sollte die Blutung nicht aufhören, drücken Sie die Nasenflügel etwa fünf Minuten gegen die Nasenscheidewand, damit das Blut gerinnen kann und die Blutung aufhört. Das Kind atmet dabei durch den Mund.
Bei häufigem Nasenbluten, vor allem aber auch bei scheinbar unbegründeter Ursache, sollten Sie Ihren Kinderarzt aufsuchen.
Blutungen durch Verletzungen wie Schürf-, Platz- oder Schnittwunden sind meistens harmlos und kommen im Verlauf einer Kindheit häufiger vor. Diese kleinen Wunden sind aber auch Öffnungen für das Eindringen von Krankheitserregern, was eine Infektion zur Folge haben kann. Ihr Kind sollte daher einen ausreichenden Schutz gegen →Wundstarrkrampf (*Tetanus*) haben. Eine Tollwutgefahr besteht bei Bißverletzungen durch Tiere. Ein sofortiger Arztbesuch ist angesagt.
Kleinere Verletzungen heilen von selbst und müssen nicht durch einen Verband oder Pflaster abgedeckt werden. Eventuell sollten Sie Verschmutzungen unter fließendem Wasser reinigen.
Große Wunden mit starker Blutung gehören in die sofortige Versorgung durch einen Arzt oder im Krankenhaus, denn durch das Nähen einer Wunde, und sei sie noch so klein, kann eine Narbenbildung verhindert werden.
Bei stark blutenden Verletzungen muß die Blutung sofort gestoppt werden. Dies geschieht durch Auflegen eines sauberen Tuches auf die Wunde. Der verletzte Körperteil sollte möglichst hoch gelagert werden. Ist diese Maßnahme nicht ausreichend, müssen Sie einen Druckverband anlegen. Die Wunde wird mit einer keimfreien Auflage bedeckt, darauf legen Sie beispielsweise eine Bindenrolle und umwickeln die Stelle mit einer weiteren Verbandsrolle unter leichtem Zug.
Das Abbinden einer Schlagader am Arm oder Bein sollte man nur vornehmen, wenn keine anderen Mittel möglich sind. Es geschieht oberhalb der Wunde und außerhalb von Gelenken mit einem Dreieckstuch oder notfalls mit einem breiten Gürtel oder einer Krawatte. Suchen Sie Ihren Arzt auf, der weitere Maßnahmen unternimmt und Ihnen Ratschläge zur Behandlung gibt.

Blutvergiftung

(Sepsis)
ist eine schwere Infektion durch Bakterien, die gefährliche Folgen haben kann. Meistens ist der Ausgangsherd eine Infektion eines Organs, oder die Bakterien sind durch eine infizierte Wunde in die Blut-

bahn gelangt. Bei Neugeborenen kann eine angeborene Sepsis vorkommen. In diesem Fall ist bei einem vorzeitigen Fruchtblasensprung eine Infektion erfolgt. Von einer Blutvergiftung sind vorwiegend Säuglinge und Kleinkinder betroffen, die an einer Abwehrschwäche leiden.
Hohes Fieber in schwankenden Intervallen ist das häufigste Symptom. Die Kinder fühlen sich sehr krank, haben Erbrechen, Durchfall, Krämpfe und oft auch Hautblutungen. Bei äußeren Verletzungen rötet sich die Wunde. Die Entzündung breitet sich entlang den Lymphbahnen aus, und es zeigt sich ein dünner roter Streifen unter der Haut.
Wegen der großen Lebensgefahr erfolgt die Behandlung im Krankenhaus. Eine Antibiotikatherapie wird intravenös eingeleitet und wegen der Gefahr eines Rückfalles über längere Zeit fortgesetzt. Eventuell ist eine Operation notwendig, um den Krankheitsherd (bei inneren Organen) zu beseitigen.

Borreliose

ist eine bakterielle Infektion, die durch Zecken oder auch blutsaugenden Insekten übertragen wird. Ein Dauerschutz durch eine Impfung wie z. B. gegen eine Viruskrankheit (→FSME) ist nicht möglich, jedoch ist bei sofortiger Erkennung eine Bekämpfung der Erreger durch eine Antibiotikatherapie wirksam.
Die Diagnose ist nicht immer leicht zu treffen, da die Symptome vielgestaltig sind und früh oder später auftreten. Es sind Kopf- und Gliederschmerzen, Magen- und Darmbeschwerden und Fieber.
Eine kreisförmige Hautrötung erscheint um die Bißstelle, die sich immer weiter ausbreitet und in der Mitte wieder abblaßt.
Eine unbehandelte Infektion kann nach Wochen oder Monaten zu einer →Hirnhautentzündung führen.

Bronchiolitis

ist eine Infektion mit RS-Viren. Sie führt zu einer Entzündung der kleinsten Luftröhrenäste. Da diese im frühen Kindesalter noch sehr eng sind, ist eine bedrohliche Atemnot die Folge. Betroffen sind Kinder in den ersten drei Lebensjahren.
Scheinbar harmlose Erscheinungen einer Erkältung führen zu auffallend rascher Atmung und Erscheinungen von Atemnot. Blasse und später bläuliche Verfärbung der Haut sind Zeichen höchster Gefahr. Das Kind gehört in sofortige klinische Behandlung mit Sauerstoffzufuhr und Anfeuchten der Atemluft. Nach kurzer Behandlungszeit tritt eine vollständige Wiederherstellung der Gesundheit ein.

Bronchitis

ist eine Erkrankung der oberen Luftwege, verursacht durch →Viren oder →Bakterien.
Sie verursachen eine entzündliche

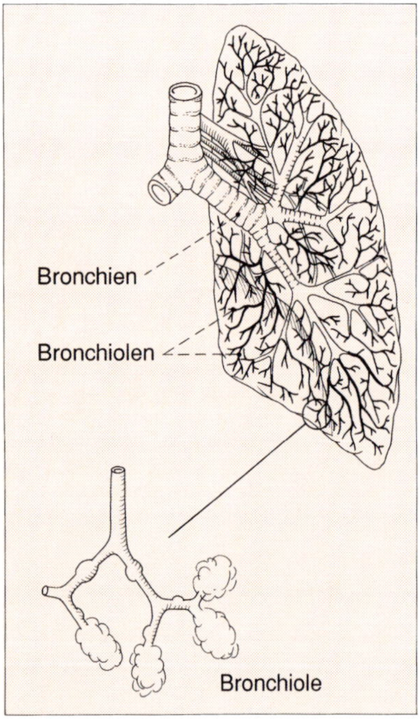

Bronchien/Bronchiolen

Schwellung der Schleimhäute, die dann zu einer erhöhten Schleimabsonderung führt.
Die Kinder erleiden mehrere Atemwegsinfektionen im Jahr, wobei Ansteckungen in der Familie oder im Kindergarten und der Schule eine große Rolle spielen.
Die ersten Anzeichen sind Husten und Schnupfen wie bei einer ganz normalen Erkältung. Eine Augenbindehautentzündung, eine Rachenrötung oder ein Kehlkopfkatarrh können sich auch einstellen. Der anfänglich trockene Husten wird lokkerer. Ältere Kinder produzieren Auswurf, der gelegentlich Blutbeimengungen aufweist, aber harmlos ist. Kleinere Kinder verschlucken ihn. Schmerzen unter dem Brustbein, Appetitlosigkeit und Erschöpfung sind die Folge.
Bei leichtem Fieber sollte das Kind ins Bett. Sorgen Sie für eine ausreichende Luftfeuchtigkeit und keine zu hohe Raumtemperatur, 20 °C sind ausreichend.
Das Kind sollte viel trinken, um den Schleim zu verflüssigen, der dann leichter abgehustet werden kann. Inhalieren von Kamillendämpfen tut den Atemwegen gut. Mentholsalben zum Einreiben auf Brust und Rükken können eine Erleichterung bringen. Bei Kleinkindern sollten Sie darauf achten, daß nur besonders milde Präparate zur Anwendung kommen, da andere zu Hautreizungen führen.
Eine Einnahme von Antibiotika sollte nur vom Arzt entschieden werden. Sie hilft auch nur bei einer bakteriellen Infektion.
Die leichte Form der Bronchitis ist meistens nach einer Woche überstanden. Sollte der Husten jedoch länger (über zwei bis drei Wochen) anhalten, müssen Sie Ihr Kind dem Arzt vorstellen (→Lungenentzündung).

Brustdrüsenschwellung

ist bei Neugeborenen auf mütterliche Hormone zurückzuführen. Sie ist harmlos und geht in fast allen Fällen von selbst zurück. Eine milchige Flüssigkeit (Hexenmilch) kann sich absondern. Auf keinen Fall sollten Sie versuchen, die Brustdrüse zu drücken, da hierdurch eine Entzündung (*Mastitis*) entstehen kann. Die Brustdrüsenschwellung kann mehrere Wochen anhalten, kann aber auch schnell vergehen. Legen Sie zum Schutz der Brust eine Mullage darauf.

Eine Brustdrüsenschwellung kann während der Pubertät auch bei Jungen vorkommen. Sie ist ebenfalls harmlos und kann auf erhöhte Östrogene zurückzuführen sein.

Sie sollten Ihren Jungen aber dennoch dem Arzt vorführen, um eine Gesundheitsstörung auszuschließen.

Bulimie

→Freßsucht

C

Candida albicans

→Soor

Cataracta *(Katarakt)*

→Grauer Star

CF

→Mukoviszidose

Cholera

ist eine Infektionskrankheit durch Vibrionen. Der Erreger gehört zu den →Bakterien. Die Übertragung erfolgt durch schlechte sanitäre Bedingungen oder verseuchtes Trinkwasser und Nahrungsmittel. Cholera kommt verschiedentlich noch in Indien vor. Durch Erbrechen und sehr wäßrige Durchfälle kommt es zu erheblichen Flüssigkeits- und Salzverlusten. Ohne Behandlung führt die Infektion zum Tod. Das Krankheitsbild ist meldepflichtig und gehört zur Therapie unter die Kontrolle eines Arztes. Zur Behandlung werden Dauertropf-Infusionen gegeben, um genügend Flüssigkeit und Salz zuführen zu können. Gegebenenfalls werden auch Antibiotika verabreicht.

Chromosomen

sind schleifenartige Träger der Erbanlagen im Zellkern (→Gene). Sie werden der Größe nach unterschieden und numeriert (siehe Abbildung S. 42). Es gibt 46 Chromosomen als 23 Chromosomenpaare in jedem Zellkern. Jedes Chromosomenpaar besteht aus einem Chromosom der Mutter und des Vaters. Das Paar Nr. 23 bestimmt das Geschlecht. Während die Eizellen nur X-Chromosomen enthalten, tragen die Samenzellen in 50% ein X- und in 50% ein Y-Chromosom. Die Festlegung des Geschlechts, d. h. ob ein Mädchen (XX) oder Junge (XY) entsteht, ist von der Samenzelle des Vaters abhängig.

Colitis ulcerosa

ist eine chronische, nichtinfektiöse Entzündung des Dickdarms und meistens auch des Mastdarms. Die Ursache dieser Erkrankung ist unklar. Man nimmt an, daß psychische Gründe zu dieser Erkrankung führen. Deshalb ist auch eine Psychotherapie angesagt. Das Erscheinungsbild der Krankheit sind Geschwüre in der Schleimhaut des Dick- und Mastdarms. Durchfälle mit Blut- und Eiterbeimengungen sind die Folge. Die Behandlung ist schwierig. Wenn eine Diät nicht hilft, steht Kortison zur Behandlung im Vordergrund. Eventuell kann aber auch nur eine Operation Abhilfe schaffen. Kleinkinder sind kaum betroffen, Schulkinder und Jugendliche schon eher. Im allgemeinen tritt die Krankheit bei Erwachsenen häufiger auf als bei Kindern.

Crohnsche Krankheit

(Morbus Crohn, Enteritis granulomatosa)
ist eine chronische, nichtinfektiöse Entzündung des Darms. Die Ursache der Erkrankung ist unbekannt. Die Entzündung kann den gesamten Verdauungstrakt befallen. Krampfartige Bauchschmerzen mit gelegentlichen Durchfällen, die aber meistens nicht blutig sind, sind das erste Erscheinungsbild dieser Krankheit. Später stellen sich Appetitlosigkeit, Mattigkeit, Erbrechen und Gewichtsverlust ein. Die Behandlung ist ähnlich schwierig wie bei der →Colitis ulcerosa, jedoch sollte eine Operation nur im Notfall vorgenommen werden. Die Erkrankung kommt vorwiegend bei Jugendlichen vor. Eine langwierige Behandlung über Wochen und Monate erfordert viel Geduld. Eine eiweißreiche Diät und die Zufuhr von Kalorien hilft sicher. Darüber hinaus werden Antibiotika verabreicht, um die Entzündungen zu bekämpfen.

Croup

→Krupp

CT

(Computertomogramm)
→Apparative Diagnoseverfahren

Cytomegalie

→Zytomegalie

D

Darmverschluß

(Ileus)
liegt vor, wenn die Durchgängigkeit des Darms behindert ist. Das kann durch einen Knick oder Druck von außen erfolgen. Auch eine Lähmung kann zum Ileus führen. Hierfür können große Belastungen, z. B. die einer Operation, verantwortlich sein, aber auch toxische Schädigungen oder schwere Infektionen können einen Darmverschluß herbeiführen (→Bauchfellentzündung).
Ein Darmverschluß kann sich langsam entwickeln oder akut auftreten, je nach Sitz des Hindernisses. Erbrechen, Blähbauch und kolikartige Bauchschmerzen treten auf. Blässe und Schweißausbrüche sind äußere Anzeichen eines Ileus. Die Nahrungsaufnahme muß unterbleiben, Kinder erhalten die notwendigen Salze und Flüssigkeiten durch einen Dauertropf. Eine sofortige Operation ist notwendig.

Daumenlutschen

ist eine natürliche Befriedigung vor allem im zweiten Lebensjahr, es tröstet und beruhigt. Besser aber ist es, wenn man dem Kind einen Schnuller gibt, da durch längeres Daumen-

Darmverschluß

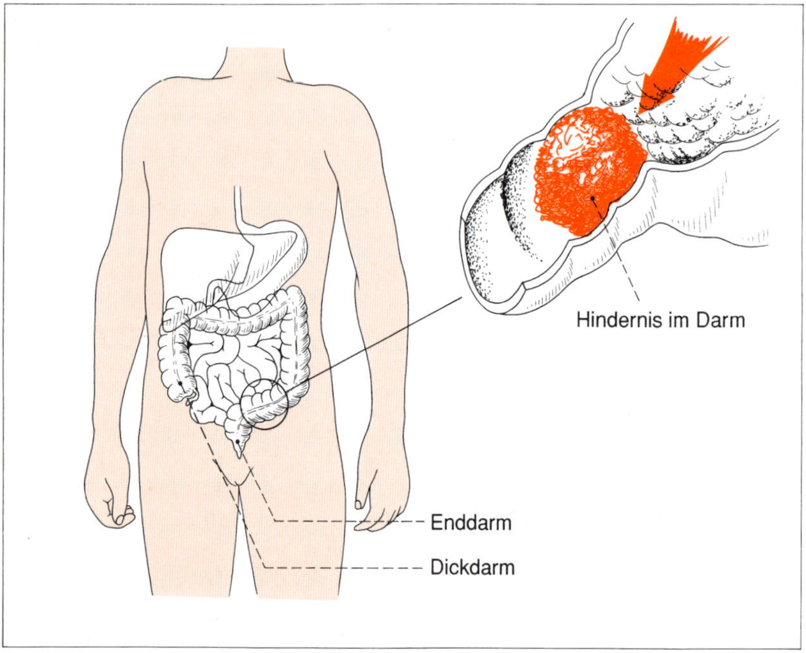

lutschen ein großer Druck auf die oberen Schneidezähne entsteht, der zu Zahnfehlstellungen führt, die eine kieferorthopädische Korrektur zur Folge haben können. Das Daumenlutschen gewöhnt sich das Kind während des dritten Lebensjahres wieder ab. Sollte das nicht geschehen und das Daumenlutschen noch im vierten oder gar im fünften Lebensjahr anhalten, ist eine Beratung mit dem Arzt oder einem Psychologen zu empfehlen.

Dermatitis

→Ekzem

Dickdarmentzündung

→Colitis ulcerosa

Diabetes mellitus

→Zuckerkrankheit

Diarrhö

→Durchfall

Diphtherie

ist eine durch die heute vorgenommene Grundimmunisierung selten gewordene bakterielle Infektionskrankheit. Kinder und Erwachsene sind gleichermaßen gefährdet, wenn eine Schutzimpfung nicht vorgenommen bzw. nicht alle zehn Jahre aufgefrischt wurde. Die Übertragung der Erreger erfolgt durch Tröpfcheninfektion von Erkrankten oder von Keimträgern, die nicht erkrankt sind. Die Inkubationszeit beträgt drei bis fünf Tage.

Die häufigste Form der Erkrankung ist die **Rachendiphtherie.** Da die Symptome sehr different sind, ist auch eine Diagnose durch den Arzt nicht immer gegeben, da das Krankheitsbild den jüngeren Ärzten nicht mehr bekannt ist. Eine genaue Untersuchung ist daher notwendig, um eine mögliche Infektion auszuschließen.

Anfangs treten Leibschmerzen und Kopfweh auf. Später kommt es zu Schluckbeschwerden, und es bilden sich grauweiße Beläge auf den geschwollenen Mandeln. In schweren Fällen können sie sich auf den gesamten Rachenraum ausweiten. Das Kind fühlt sich schwer krank, die Sprache wird kloßig. Die Verschlechterung des Zustandes ist auf die Toxine zurückzuführen, die den gesamten Kreislauf belasten. Blasses Aussehen, unregelmäßiger Puls, eventuell hohes Fieber und Apathie sind die Folge. Es besteht höchste Lebensgefahr.

Das Krankheitsbild **Krupp** durch die Ausbreitung der Bakterien auf die Kehlkopfschleimhaut befällt Kinder im Alter von ein bis vier Jahren. Im Verlauf der Krankheit kommt es zu bellendem Husten und teilweise bis zur vollständigen Stimmlosigkeit. Große Atemnot durch die Erschwerung der Einatmung (im Gegensatz zum Asthma) führt zum Ersticken. Wenn Medika-

mente nicht helfen, ist ein Luftröhrenschnitt zur Lebensrettung erforderlich.
Meistens aber verläuft die Krankheit nicht so schwer und es kommt nach Verabreichung eines Diphtherie-Heilserums zur schnellen Genesung.
Als Vorbeugung sollten Sie rechtzeitig die Schutzimpfung und die jeweiligen Auffrischungen durchführen lassen. Dieses bietet einen wirksamen Schutz. Nichtimmune Kinder sollten bei einer möglichen Ansteckung ein *Diphtherieantitoxin* erhalten.

Distorsion

→Verstauchungen/Verrenkungen

Down-Syndrom

(Trisomie 21)
ist die häufigste Chromosomenkrankheit, früher auch *Mongolismus* genannt. Es handelt sich um eine Anomalie des 21. Chromosomenpaares, das dreifach vorhanden ist. Bezogen auf 700 Neugeborene liegt im Durchschnitt ein Fall von Trisomie 21 vor. Das Risiko erhöht sich mit dem Alter der Mutter. Besonders die Gebärenden in der Altersgruppe

Chromosomen beim Down-Syndrom

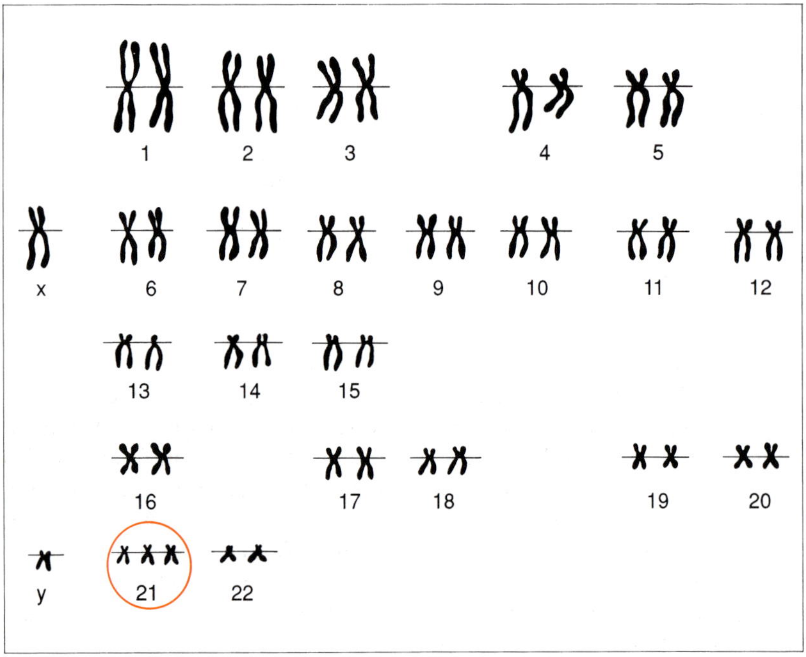

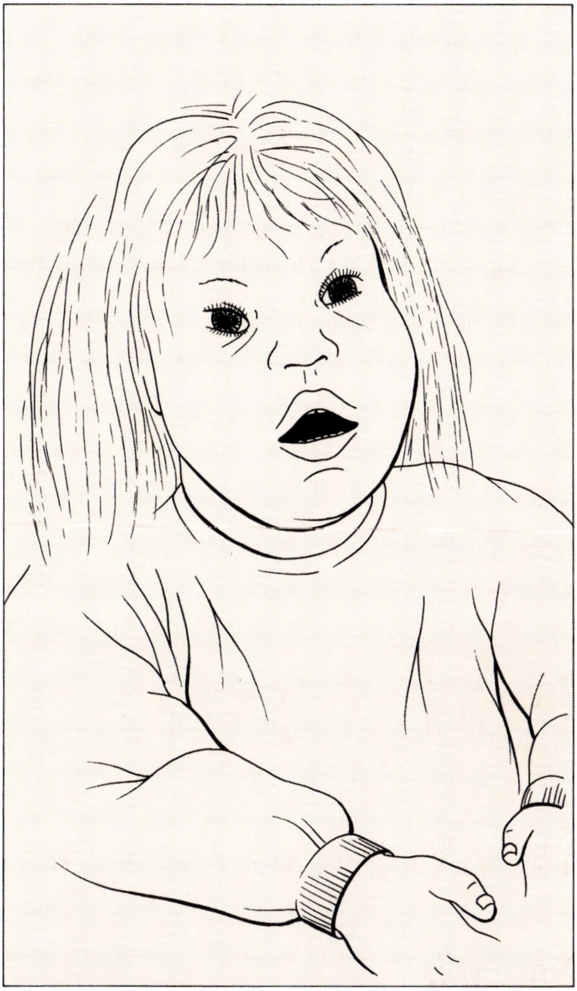

Mongolismus

über 40 Jahre sind davon betroffen (→Pränatale Diagnostik). Die Störung entsteht bei der Reifeteilung des Chromosomensatzes; diese findet aus unbekannten Gründen beim 21. Paar nicht statt.

Das Krankheitsbild ist geprägt durch Minderwuchs und verschiedengradige Minderbegabung. Charakteristisch ist der Gesichtsausdruck. Die Lidspalten verlaufen schräg von innen nach außen, das Gesicht ist flach mit einer Hautfalte am inneren Augenwinkel und einer breiten Nasenwurzel. Die Zunge ist besonders groß und lang, an der Handinnenfläche zeigt sich eine Vierfingerfurche. Die Haut ist

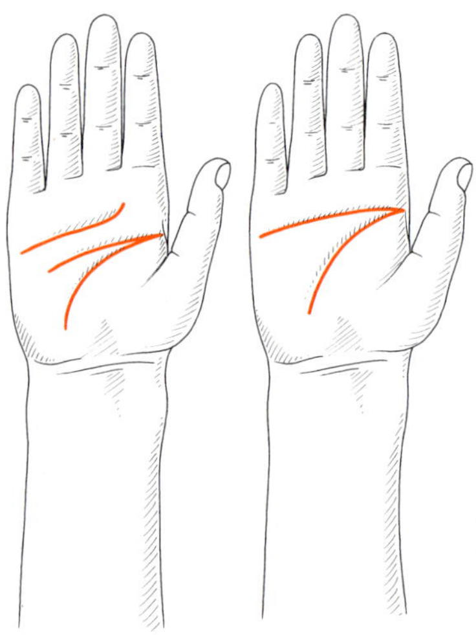

Vierfingerfurche

schlaff, die Gelenke sind überstreckbar. Nicht selten liegt ein Herzfehler oder ein Darmverschluß vor, die jedoch meist erfolgreich operiert werden können. Die geistige Entwicklung bleibt eingeschränkt, das Sozialverhalten ist aber meistens gut ausgebildet. Es besteht eine erhöhte Infektanfälligkeit; diese Kinder erkranken öfter an Leukämie als andere. Die Lebenserwartung ist nicht besonders hoch, die meisten Kinder erreichen kein höheres Erwachsenenalter.
Die Behandlung erfolgt am besten innerhalb der Familie. Die betroffenen Kinder lassen sich gut lenken. In Sonderschulen können die eingeschränkten intellektuellen Fähigkeiten gefördert werden, durch eine intensive heilpädagogische Behandlung sowie durch verschiedene sportliche Betätigungen können den Kindern Fähigkeiten vermittelt werden, die ihnen später ein Leben in beschützenden Werkstätten ermöglichen.
Zur Vorbeugung sollten Risikopersonen auf eine Zeugung verzichten. Durch eine Fruchtwasseruntersuchung zwischen der 16. und 18. Schwangerschaftswoche kann die Erkrankung erkannt werden. Dies ist sinnvoll, wenn die Schwangere das 35. Lebensjahr überschritten hat. Behandlung und Heilung sind nicht möglich.

Dreitagefieber

ist eine unbedeutende Virusinfektion, von der Kinder im Alter von sechs Monaten bis zu zwei Jahren betroffen werden. Der Verlauf ist durch unmittelbar einsetzendes Fieber von 40–41 °C geprägt. Das Fieber hält drei oder vier Tage an mit nachfolgendem Hautausschlag. Die Diagnose ist sehr schwierig. Die Infektion führt zu keinen weiteren Komplikationen.

Drogen

→Vergiftungen

Drüsenfieber

→Pfeiffersches Drüsenfieber

Durchfall

(Diarrhö)

ist die Entleerung häufiger Stühle, die weich bis flüssig, übelriechend und manchmal grünlich verfärbt sind. Blut- und Eiterbeimengungen sind möglich. Begleitsymptome sind Appetitlosigkeit und →Fieber. Hat das Kind gleichzeitig →Erbrechen, liegt ein Brechdurchfall *(Gastroenteritis)* vor. Der mit flüssigen Stühlen einhergehende Flüssigkeitsverlust führt besonders bei jüngeren Kindern zur Austrocknung (→Exsikkose).

Im Windelalter besteht durch länger anhaltende Durchfälle die Gefahr der →Windeldermatitis.

Durchfälle sind meistens die Folge einer Darmentzündung. →Virusinfektionen sind die häufigsten Ursachen. Auch →Bakterien kommen als Erreger vor, z. B. *Salmonellen*. Hierbei sind die Stühle nicht selten mit Blutbeimengungen versehen und besonders wäßrig. Infektionsauslösend kann in südlichen Ländern der Verzehr von Speiseeis oder der Genuß von nicht abgekochtem Wasser sein; aber auch nicht genügend gegartes Geflügel oder Hackfleisch sind häufig eine Quelle von Salmonellen.

Weitere Ursachen sind Lebensmittelvergiftungen (→Vergiftungen) und Ernährungsfehler (→Kuhmilchunverträglichkeit, →Milchzuckerunverträglichkeit, Getreideprodukte bei →Zöliakie).

Andere Krankheiten, die lang anhaltende Durchfälle hervorrufen, sind: →Colitis ulcerosa, →Crohnsche Krankheit, →Mukoviszidose.

Auch Arzneimittelreaktionen können zu Durchfällen führen. Hier muß mit dem behandelnden Arzt besprochen werden, ob diese Begleiterscheinung akzeptiert werden kann oder muß.

Zur Behandlung bei leichten Durchfällen genügt eine fettfreie Diät. Wichtig ist, den Flüssigkeits- und Mineralienverlust zu überbrücken und auszugleichen. Am besten ist es, wenn Sie verdünnten schwarzen Tee oder Fencheltee geben, den Sie mit Traubenzucker angereichert haben. Säuglinge und Kleinkinder sollten mindestens ca. 160 ml pro kg Körpergewicht am Tag zu sich nehmen. Kontrollieren Sie das notfalls durch tägliches Wiegen.

Nach der Teepause von etwa einem halben oder ganzen Tag sollten Sie die Nahrung aufbauen mit Bananenbrei, geriebenen Äpfeln oder Karotten, Kartoffelbrei ohne Milch angemacht, Zwieback oder Salzstangen. Für Säuglinge gibt es gute Heilnahrungen zu kaufen. Gestillte Säuglinge werden am besten weiter mit Muttermilch ernährt, denn Muttermilch ist die beste Heilnahrung.

Bei länger anhaltendem Durchfall sollten Sie Ihren Arzt um Hilfe bitten. Er kann ernsthafte Erkrankungen am besten diagnostizieren und beheben.

E

EEG

(Elektroenzephalogramm)
→Apparative Diagnoseverfahren

Eingeweidebruch

→Hernien

EKG

(Elektrokardiogramm)
→Apparative Diagnoseverfahren

Ekzem

(Neurodermitis)
Das **atopische Ekzem** ist eine entzündliche Hauterkrankung, die auf eine chronische Reaktionsbereitschaft der Haut (→Allergie) zurückzuführen ist (*Atopie*). Die genaue Ursache ist noch nicht bekannt.
Im Kindesalter gehört das Ekzem zu den häufigsten Hauterkrankungen. Die Vererbung des atopischen Ekzems spielt eine große Rolle. Man kann es bei Geschwistern oder einem Elternteil beobachten. Heuschnupfen oder Bronchialasthma sind häufig mit einem Ekzem kombiniert. Auch können Klimawechsel oder seelische Belastungen einen Krankheitsschub auslösen.
Bei Säuglingen zeigt sich das Ekzem (Milchschorf) bereits ab dem dritten Lebensmonat, vor allem im Gesicht. Manchmal kommt es zu einem Schub, wobei sich das Ekzem auch auf andere Körperteile ausbreitet. Das atopische Ekzem ist eine chronische Krankheit und kann periodisch auftreten.
Es gibt aber auch Erkrankungen, bei denen die Haut ständig entzündet ist. Die Hautfelderungen sind vergröbert. Die *Lichenifikation* kann man besonders in den Ellenbeugen und Kniekehlen finden.
Das Ekzem ist nicht ansteckend und verliert sich in der →Pubertät oder später im Erwachsenenalter.
Die Behandlung benötigt viel Geduld und wird am besten von einem allergieerfahrenen Arzt gegleitet. Wichtig ist die tägliche Hautpflege. Die trockenen Stellen sollten möglichst sechs- bis achtmal täglich mit Fett versehen werden. Vermeiden Sie besondere Reize durch übermäßiges Austrocknen der Haut, z.B. durch zu langes oder zu heißes Baden. Kleidung aus Wolle oder Synthetik und zu warme Kleidung, auch nachts, kann ebenfalls zu Austrocknung durch Schwitzen führen.
Der Einsatz von kortisonhaltigen Mitteln sollte nur vom Arzt entschieden werden, da sich dadurch weitere Allergien entwickeln können.

Elektroenzephalogramm

(EEG)
→Apparative Diagnoseverfahren

Embryonalperiode

ist die Entwicklungszeit des Kindes von der Befruchtung bis zum Ende der achten Schwangerschaftswoche. Während dieser Zeit werden sämtliche Organe entwickelt. In diesem Zeitraum besteht eine stärkere Gefährdung durch schädliche Einflüsse als später in der →Fetalperiode.

Embryopathien

sind Entwicklungsstörungen als Folge einer Schädigung des Embryos durch äußere Einflüsse.
Diese können hervorgerufen werden durch Infektionen der Mutter mit Viren, die z. B. Röteln, Grippe, Masern, Mumps und Windpocken verursachen.
Drogen, Zigaretten, Alkohol, Umweltgifte, chemische Substanzen in Medikamenten erhöhen das Risiko, vorgeburtliche Schäden hervorzurufen.
Schwangere Frauen sollten keine Arzneimittel einnehmen, die nicht unbedingt nötig sind, vor allem nicht ohne die Beratung mit einem Arzt.
Das Rauchen sollte eingestellt werden, da die lebenswichtige Sauerstoffversorgung des Embryos dadurch beeinträchtigt wird. Die Folge ist eine geistige und körperliche Unterentwicklung des Kindes bis ins Schulalter hinein. Damit geht eine besondere Krankheitsanfälligkeit einher.
Alkoholgenuß während der Schwangerschaft sollte vermieden werden. Es kommt zu erheblichen Mißbildungen (→Alkohol).

Endokarditis

→Herzfehler

Epiglottitis

→Kehldeckelentzündung

Epilepsie

→Krämpfe

Erbrechen

(Emesis)
oder Spucken bei Säuglingen ist harmlos, wenn die Gewichtszunahme nicht darunter leidet. Übermäßiges Erbrechen kann auf eine Unverträglichkeit der Nahrung zurückzuführen sein. Hier sollten Sie Ihren Arzt um Rat fragen, da bei schwallweisem Erbrechen auch ein →Magenpförtnerkrampf vorliegen kann. Sämtliche Infektionen des Magen-Darm-Traktes können von Erbrechen begleitet sein.
Während der Kindheit tritt Erbrechen häufiger auf, und meistens steckt nichts Ernstes dahinter.
Das Erbrechen ist aber auch ein Erscheinungsbild einer beginnenden Krankheit wie →Mandelentzündung, →Grippe, →Hirnhautentzündung, →Blinddarmentzündung, →Darmverschluß, →Invagination, →Hernien.

Erkältung

Schnupfen, Halsweh oder Husten sind gewöhnlich die Anzeichen einer Erkältung. Diese Erscheinungsbilder sind Symptome einer Infektion durch →Viren, die vorwiegend in den Wintermonaten auftritt, da dann die günstigsten Voraussetzungen zum Überleben der Viren gegeben sind und in den meist überheizten Räumen die Ansteckungsgefahr am größten ist.

Die Übertragung erfolgt durch Tröpfcheninfektion beim Husten oder Niesen und durch fehlende Hygiene der Hände.

Die Symptome sind allgemein bekannt. Nach einer kurzen Inkubationszeit von zwei bis drei Tagen fühlt der Patient sich nicht wohl, eine allgemeine Abgeschlagenheit und Fröstelgefühl kommen auf. Die Nase ist verstopft, und Hals- und Ohrenschmerzen quälen das Kind. Bei Säuglingen führt das zur Behinderung der Atmung, da sie noch nicht gelernt haben, durch den Mund zu atmen. Sie werden unruhig und schlafen schlecht, Appetitlosigkeit macht sich breit. Säuglinge und Kleinkinder haben in den ersten Tagen oft sehr hohes Fieber, teilweise über 40°C.

Meistens dauert ein grippaler Infekt höchstens eine Woche. Bei längerer Dauer liegen Komplikationen vor, die auf eine →Lungenentzündung, eine →Mittelohrentzündung, eine →Bronchiolitis oder →Asthma deuten.

Säuglinge haben durch mangelnde Trinklust wegen verstopfter Nase und Erbrechen einen hohen Flüssigkeitsverlust, es besteht die Gefahr der Austrocknung (→Exsikkose).

Erste Hilfe

Einen Lehrgang in Erster Hilfe sollten alle Eltern besuchen. Die häufigste Todesursache von Kindern bis zum 15. Lebensjahr sind Unfälle, wobei die meisten sich im häuslichen Bereich ereignen.

Die einzelnen Hilfsmaßnahmen werden unter den Stichwörtern →Beatmung, →Bewußtlosigkeit, →Blutungen, →Ersticken, →Ertrinken, →Herzstillstand, →Hitzschlag, →Insektenstiche, →Knochenbrüche, →Plötzlicher Kindstod (SIDS), →Prellung/Quetschung, →Schädel-Hirn-Trauma, →Schock, →Sonnenbrand, →Sonnenstich, →Stromschlag, →Verbrennungen/Verbrühungen, →Vergiftungen, →Verstauchungen/Verrenkungen behandelt.

Ersticken

(Fremdkörperaspiration)

Kleine Kinder nehmen gern alles in den Mund. Dabei besteht die Gefahr, daß sie Gegenstände verschlucken. Besonders gefährlich sind Bonbons, Knöpfe, kleines Spielzeug wie z. B. Lego-Steine, Erdnüsse und Münzen. Aber auch größere abgebissene Stücke von Äpfeln, Birnen oder Karotten können eine Gefahr sein. Säuglinge können an Erbrochenem ersticken, wenn sie auf dem Rücken liegen.

Ein Erstickungsanfall zeigt sich darin, daß das Kind nach Luft ringt. Sollten die Atemwege blockiert sein, be-

steht größte Gefahr. Das Kind wird blau und bewußtlos.
Wenige Minuten verbleiben nur noch, bis der Tod eintritt. Alarmieren Sie einen Notarzt oder lassen Sie das von einem Familienangehörigen oder Bekannten machen, während Sie sofort versuchen sollten, den verschluckten Gegenstand mit dem gekrümmten Zeigefinger aus dem Mund oder Schlund des Kindes zu angeln.
Bleibt das erfolglos, so fassen Sie Ihren Säugling oder Ihr Kleinkind an den Beinen, den Kopf nach unten hängend, und schütteln Sie ihn/es kräftig. Dabei schlagen Sie mehrfach mit der flachen Hand zwischen die Schulterblätter.
Sie können das aber auch machen, indem Sie das Kind mit dem Bauch nach unten über Ihre Knie legen und den Kopf nach unten hängen lassen. Wiederholen Sie diese Maßnahme, bis sich der Gegenstand gelöst hat oder eine Ausatmung erfolgt ist, um dann mit der Wiederbelebung durch →Beatmung zu beginnen.
Bei älteren Kindern können Sie die Behandlung erweitern durch die sogenannte **Heimlich-Technik.** Hierbei fassen Sie Ihr Kind von hinten mit beiden Armen um den Brustkorb. Ballen Sie eine Hand zur Faust

Maßnahmen bei Erstickungsgefahr

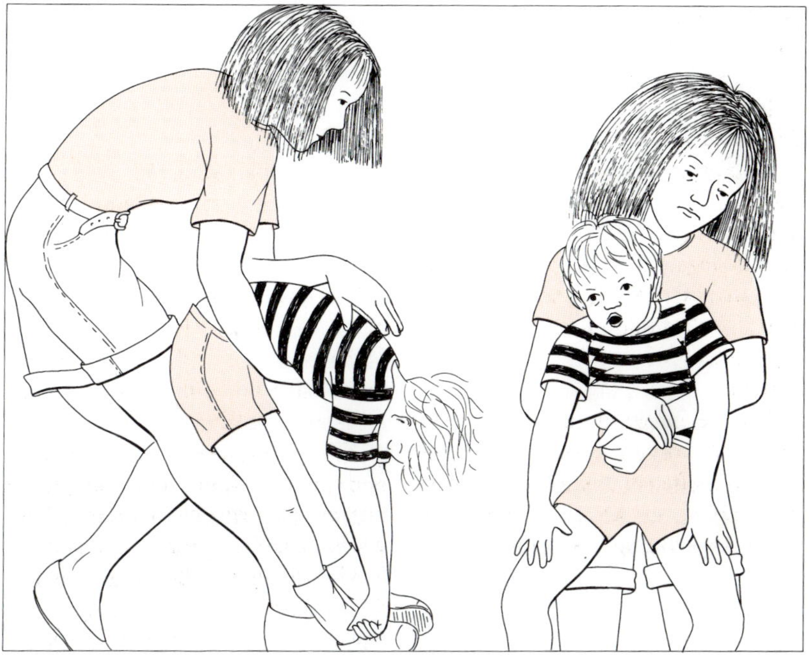

und ergreifen diese mit der anderen Hand. Ihre Hände sollten genau unterhalb des Brustbeins Ihres Kindes liegen. Nun führen Sie mehrere kräftige Stöße nach innen aufwärts aus. Damit drücken Sie das Zwerchfell nach oben, um so Luft aus den Lungen zu pressen. Dadurch kann der Fremdkörper eventuell hinausbefördert werden.
Nehmen Sie keine Beatmung vor, wenn sich der Gegenstand noch in den Luftwegen befindet!

Ertrinken

Säuglinge und Kleinkinder sind in der Nähe von Gewässern immer gefährdet und sollten niemals unbeaufsichtigt bleiben. Selbst in der Badewanne sind so manche Unfälle passiert. Auch mit einer Schwimmhilfe sollten Sie Ihr Kind nicht allein lassen.
Aber auch im Schwimmen geübte ältere Kinder sind gefährdet, wenn sie in unbekannte Wasser springen, mit vollem Magen oder ohne sich vorher abzukühlen ins kalte Wasser gehen.
Gefährdet sind die Kinder auch im Winter auf zugefrorenen Teichen und Seen sowie Flüssen.
Gehen Sie bei der Bergung eines Ertrinkenden besonnen vor, um sich nicht selbst zu gefährden (Strömung, aufgebrochene Eisfläche).
Bei Atemstillstand beginnen Sie sofort mit der →Beatmung. Sie verlieren nur kostbare Zeit, wenn Sie versuchen sollten, eingedrungenes Wasser auslaufen zu lassen. Im allgemeinen wird durch einen Stimmritzenkrampf das Eindringen von Wasser in die Lungen verhindert.
Im Falle eines →Herzstillstandes wenden Sie die Herzdruckmassage an.
Führen Sie Ihre Maßnahmen zur Wiederbelebung auch nach längerem Atem- und Herzstillstand aus. Gerade bei Ertrunkenen hat das Erfolg, weil der Körper infolge der Unterkühlung weniger Sauerstoff benötigt.

Exanthem

→Hautausschlag

Exsikkose

ist ein Zustand mit Flüssigkeitsmangel und Austrocknung des Körpers nach anhaltendem Erbrechen und/oder Durchfall.
Besonders Kleinkinder und Säuglinge sind durch Flüssigkeitsverlust gefährdet. Anhaltende Austrocknung führt zum Zusammenbruch des Kreislaufs und ist lebensbedrohend, wenn der Zustand nicht rasch behoben wird.
Bemerkbar macht sich dieser Zustand durch Durst, der bei Säuglingen nicht so leicht wahrgenommen wird.
Die Mundschleimhaut ist ausgetrocknet, und das Kind schreit mit heiserer Stimme. Die Augen sind tief eingesunken, und die Spannung der Haut läßt nach (*Turgorverlust*).

Ihr Kind wird zunehmend blasser, die Atmung wird langsamer.
Ärztliche Hilfe ist unbedingt notwendig, ein Dauertropf wirkt rasch und der Zustand des Kindes verbessert sich schnell.

F

Fehlsichtigkeit

Die häufigsten Fehlsichtigkeiten sind die Weitsichtigkeit (*Hyperopie*), die Kurzsichtigkeit (*Myopie*) und die Stabsichtigkeit (*Astigmatismus*).
Während bei der Normalsichtigkeit ein entfernter Gegenstand genau auf der Netzhaut abgebildet wird, entsteht bei der Weitsichtigkeit das Bild hinter der Netzhaut, bei der Kurzsichtigkeit vor der Netzhaut und bei der Stabsichtigkeit wird das Bild auf der Netzhaut verzerrt.
Fehlsichtigkeit ist vererbbar. Sie ist schon sehr früh erkennbar. Wenn Ihr Kind noch nach dem dritten Lebensmonat schielt, kann eine Fehlsichtigkeit vorliegen.
Mit einer Schattenprobe (*Skiaskopie*) läßt sich die Sehschärfe oft schon ab dem dritten Lebensjahr prüfen.
Eine Fehlsichtigkeit wird recht offensichtlich durch das Leseverhalten des Kindes, ob es recht nah an die Wandtafel in der Schule geht oder das Buch näher an die Augen führt, ob es die Augen zusammenkneift oder sich häufig die Augen reibt. Fehlsichtige Kinder klagen auch über Kopfschmerzen, haben gerötete Lider und sind häufig müde.

Normal- und Fehlsichtigkeiten

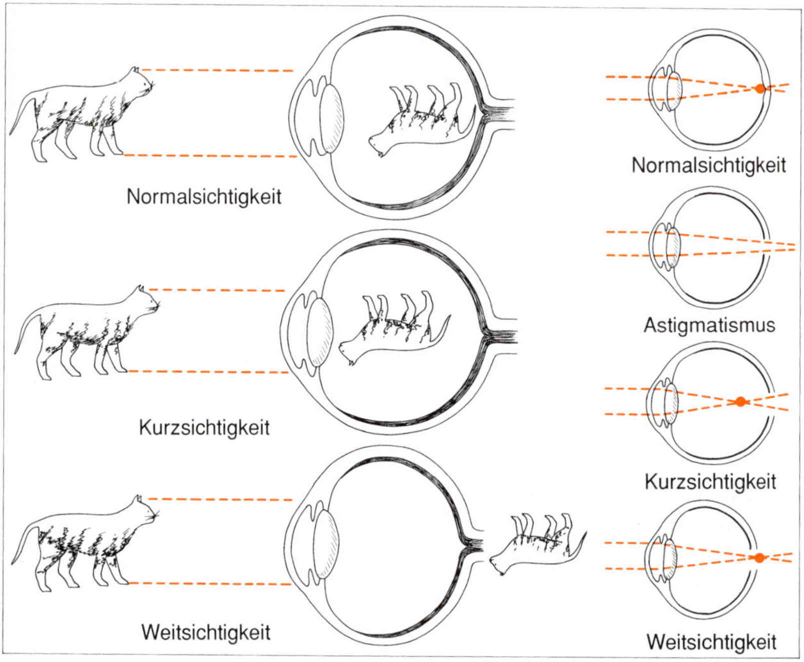

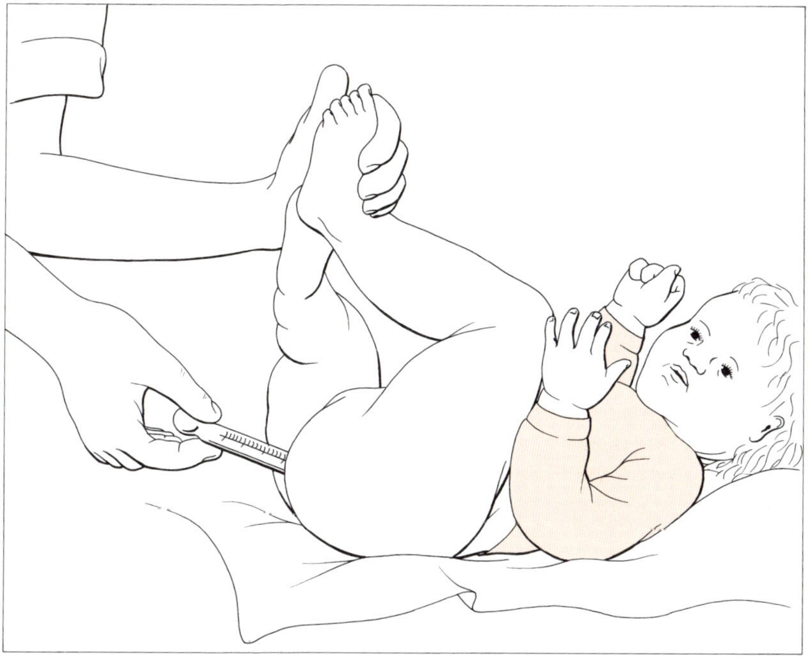

Fiebermessen

Die Behandlung durch einen Augenarzt ist problemlos. Sie sollten Ihr Kind frühzeitig dem Arzt vorführen.

Fetalperiode

ist die Entwicklungsphase des Menschen von der neunten Schwangerschaftswoche bis zur Geburt. In dieser Zeit wächst der Fetus oder Foetus. Die in der →Embryonalperiode entwickelten Organe beginnen mit ihrer Funktion.

In dieser Periode kann das Ungeborene durch Infektionskrankheiten der Mutter in seiner Entwicklung beeinträchtigt werden.

Feuermal

→Muttermal

Fieber

ist ein Symptom für eine Krankheit. Die normale Temperatur bei einem gesunden Kind liegt zwischen 36,5 und 37,5°C. Morgens ist die Temperatur etwas niedriger als abends und kann kurzfristig etwas ansteigen, wenn das Kind vor dem Schlafengehen noch einmal herumtobt oder längere Zeit schreit.

Kinder vertragen höheres Fieber besser als Erwachsene. Eine erhöhte

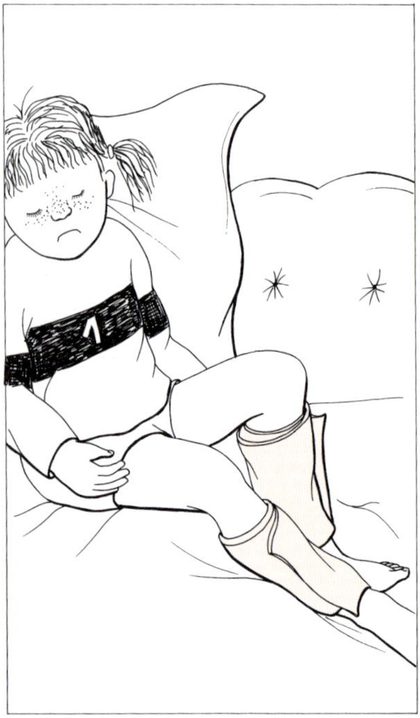

Wadenwickel zum Fiebersenken

Temperatur liegt bei 38°C vor. Bei 38,5°C spricht man von leichtem Fieber, bei 39°C von mäßigem Fieber. Wenn das Thermometer auf 40°C klettert, liegt hohes Fieber, darüber sehr hohes Fieber vor.

Die genaueste Meßmethode ist das rektale Messen (After). Eine axillare Messung (Achselhöhle) ergibt ein um ca. 0,5°C niedrigeres Ergebnis.

Die Körpertemperatur sollte bei hohem Fieber mehrmals am Tag gemessen werden. Die Messungen sollten Sie notieren, um dem Arzt damit eine Hilfe zu geben.

Es ist wichtiger, die Ursache für das Fieber zu finden, als es gleich mit einem Fieberzäpfchen herunterzudrücken. Fieber ist eine natürliche Reaktion des Körpers und ist bei Kindern häufig als »Freund des Kindes« zu sehen. Durch die hohen Temperaturen wird das Wachstum von Viren und einigen Bakterien gehemmt. Gleichzeitig erzeugt der Organismus den Abwehrstoff *Interferon.* Das Fieber beschleunigt den Stoffwechsel und fördert die Durchblutung, was zur Überwindung einer Krankheit mithelfen kann.

Fieber entsteht durch →Exsikkose oder Überhitzung bei zu warmer Kleidung (Wärmestau).

Mäßiges bis hohes Fieber wird ausgelöst durch →Erkältung, →Bronchitis, →Lungenentzündung, →Blinddarmentzündung, →Harnwegsinfektionen, →Diphtherie, →Krupp, →Kinderlähmung, →Keuchhusten, →Röteln, →Windpocken, →Pfeiffersches Drüsenfieber, Salmonelleninfektionen, →Tuberkulose.

Hohes und sehr hohes Fieber entsteht bei →Mittelohrentzündung, →Nasennebenhöhlenentzündung, →Bronchiolitis, →Hirnhautentzündung, →Gehirnentzündung, →Blutvergiftung, →Mandelentzündung, →Durchfall bei Magen-Darm-Infektion, →Harnwegsinfektion, →Kehldeckelentzündung, →Dreitagefieber, →Grippe, →Herpes,

→Typhus, →Mumps, →Masern, →Scharlach, →Toxoplasmose, →Hitzschlag, Fieberkrampf.

Bei hohem Fieber sollten Sie Ihren Säugling oder Ihr Kleinkind dem Arzt vorführen. Wenn sich das Fieber über mehrere Tage hält oder noch ansteigt, müssen Sie sofort den Arzt zu Hilfe rufen.
Zum Fiebersenken verwenden Sie bei Säuglingen und Kleinkindern am besten Zäpfchen. Waden- oder Bauchwickel mit nicht zu kaltem Wasser können hilfreich sein. Achten Sie auf genügend Flüssigkeit, da bei Säuglingen leicht die Gefahr einer →Exsikkose entsteht.

Fieberbläschen

→Herpes

Fieberkrampf

→Krämpfe

Fontanellen

sind die noch offenen Schädelnähte bei Säuglingen. Es gibt die vordere und die hintere Fontanelle. Die hintere ist meist nur fingerkuppengroß. Bei der Geburt bieten sie die Möglichkeit der Schädelanpassung an den Geburtskanal, und sie sind entscheidend für das Schädelwachstum.
Eine eingesunkene Fontanelle ist ein Zeichen für einen Flüssigkeitsverlust z. B. durch hohes Fieber oder

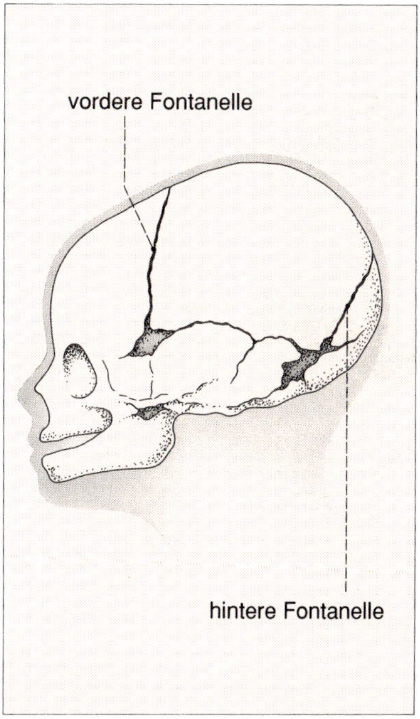

Fontanellen

Brechdurchfall (→Exsikkose). Eine vorgewölbte vordere Fontanelle ist ein Zeichen für einen höheren Hirndruck, z. B. bei einer →Hirnhautentzündung.

Fototherapie

ist eine Bestrahlung der Haut im Inkubator mit blauem oder grünem Licht. Die Augen werden abgedeckt. Die Bestrahlung wandelt das in der Haut des Säuglings befindliche Bilirubin chemisch um in Abbauprodukte, die durch den Urin aus dem Körper ausgeschieden werden. →AB0-Blutgruppenunverträglichkeit und →Rh-Blutgruppenunverträglichkeit

Fraktur

→Knochenbruch

Freßsucht

(Bulimie)
ist eine Störung im normalen Eßverhalten. Es werden heimlich große Mengen von Süßigkeiten und anderen Nahrungsmitteln verschlungen. Sie tritt auch bei der →Magersucht auf, vorwiegend bei Mädchen und jungen Frauen im Alter bis zu etwa 25 Jahren. Die Behandlung kann langwierig sein. Sie sollten Ihr Kind einem Psychiater vorführen.
→Übergewicht

Frühgeborene

sind Kinder, die vor der 37. Schwangerschaftswoche zur Welt kommen. Ihr Gewicht liegt unter 2500 g. Da ihre Haut dünner ist als bei Reifgeborenen, kommen sie in einen Brutkasten (*Inkubator*). Sie sind durch die Unreife ihrer Organe besonders anfällig gegen Krankheiten wie z. B. Gelbsucht, →Blutvergiftung, eitrige →Hirnhautentzündung und →Atemnotsyndrom, besonders hochgradig unreife Frühgeborene mit einem Geburtsgewicht unter 1500 g.

FSME

(Frühsommermeningoenzephalitis)
ist eine Entzündung der Hirnhäute. Sie wird hervorgerufen durch Viren und infizierte Zecken (Holzbock). Die Krankheit kommt nur in bestimmten Gebieten vor: vorwiegend im süddeutschen Raum längs der Donau, im Bayrischen Wald und in Südbaden. Außerdem in verschiedenen Urlaubsgebieten, wo die Umweltbedingungen die Verbreitung der Zecke fördern.
Ist man von einer Zecke gebissen worden, beträgt die Inkubationszeit bei einer möglichen Virusübertragung zwischen zwei und 28 Tagen. Es kommt zu einem Erscheinungsbild ähnlich einer Grippe mit Fieber und Kopfschmerzen, Gliederschmerzen und eventuellen Magen-Darm-Beschwerden. Vor allem bei älteren Kindern können auch Nakkensteifigkeit und Lähmungen auftreten.
FSME ist unabhängig vom Lebensalter. Die Heilungsaussichten sind gut. Gefährdet sind alle Personen und Kinder, die sich in Wäldern und Flußniederungen infizierter Gebiete aufhalten.
Wenn sich eine Zecke in die Haut gebohrt hat, muß sie vollständig entfernt werden. Am besten eignet sich Öl dazu, das man auf die Zecke träufelt, um sie zu ersticken. Danach ergreift man die Zecke vorsichtig mit einer Pinzette und dreht sie entgegen dem Uhrzeigersinn heraus. Gelingt das nicht, sollte man einen Arzt um

ten, um eventuelle Komplikationen zu vermeiden.
Mit der Entfernung der Zecke aus der Haut ist natürlich eine mögliche Infektion nicht vermieden.
Ein vorbeugender Schutz ist durch eine Impfung gegeben. Sie wird zweimal im Abstand von etwa vier bis zwölf Wochen gegeben. Nach einer dritten Impfung nach etwa neun bis zwölf Monaten ist ein hoher Schutz erreicht. Dieser sollte nach drei Jahren durch eine Auffrischungsimpfung aktiviert werden.
Ein passiver Schutz durch eine Serumspritze kann noch drei bis vier Tage nach einem Zeckenbiß möglich sein.

Furunkel

ist eine Staphylokokken-Infektion um einen Haarbalg herum. Es entsteht besonders bei männlichen Jugendlichen im Gesicht, im Nacken, am Rücken und am Gesäß.
Die meisten Furunkel heilen von selbst dadurch, daß sich der Eiter nach außen entleert. Eine Unterstützung der Heilung erfolgt durch warme Seifenbäder. Bei größeren Beschwerden wie Fieber, Schüttelfrost und allgemeinem Krankheitsgefühl mit Schmerzen etc. sollten Sie unbedingt den Arzt aufsuchen. Im fortgeschrittenen Stadium muß ein Furunkel chirurgisch behandelt werden.

Fußpilz

(Tinea pedum)
ist ein Hautpilz, der durch feucht-warmes Umfeld begünstigt wird. Er ist deswegen leicht in Schwimmbädern anzutreffen. Die Ansteckung erfolgt über Holzroste, über gemeinsam benutzte Badeschuhe oder Handtücher. Der Pilz breitet sich zwischen den Zehen aus. Er beginnt mit einem weißlichen Ausschlag. Es können sich Bläschen bilden, die schmerzhafte Hautrisse hinterlassen. Bei sehr trockener Haut kommt es zu schuppenden Veränderungen der Haut.
Fragen Sie Ihren Arzt, der Ihnen eine pilzwirksame Salbe verschreiben kann. Die Behandlung sollte nach der Heilung noch fortgeführt werden, um einen Rückfall zu vermeiden. Es handelt sich um eine ansteckende Krankheit. Sie sollten deshalb die Ansteckung untereinander dadurch vermeiden, daß Sie Waschlappen und Handtücher nur einmal benutzen und danach im Kochprogramm waschen.
Vorbeugend gilt die Vermeidung von Schweiß an den Füßen. Das erreichen Sie durch saugfähige Strümpfe mit einem hohen Baumwollanteil. Die Zehenzwischenräume sollten nach dem Waschen gut abgetrocknet werden.

Fußschäden

sind Anomalien der Füße, die angeboren sein können.

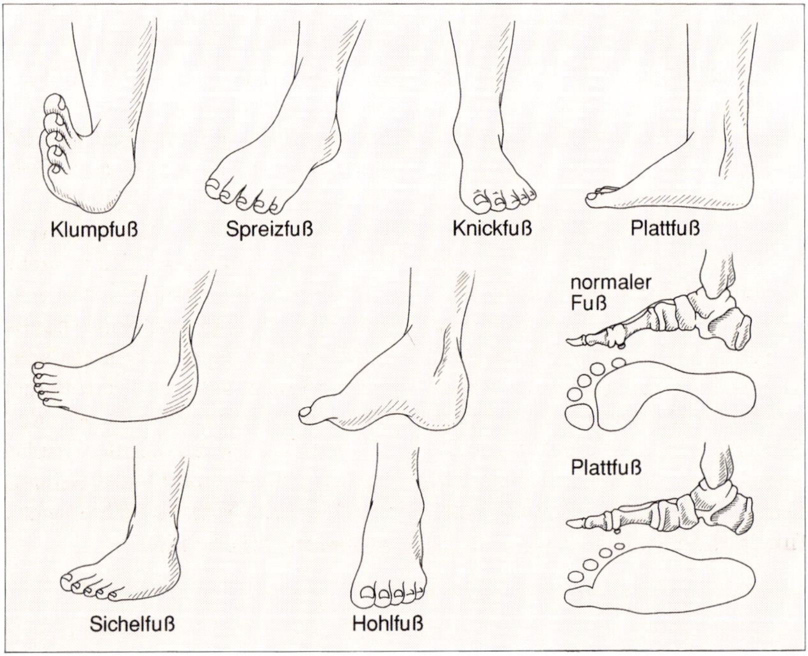

Fußschäden

Die am häufigsten vorkommende ist der **Klumpfuß**. Er ist bei Jungen doppelt so häufig vertreten wie bei Mädchen. Die Häufigkeit beträgt in Europa etwa 1 Promille, in Indonesien etwa 7 Promille und in China nur 0,4 Promille.

Die Vererbbarkeit weist rassische Unterschiede auf. Eineiige Zwillinge sind zehnmal häufiger erkrankt als zweieiige Zwillinge.

Der Klumpfuß zeigt sich in einer Spitzfußstellung mit Senkung der äußeren Fußkanten und einer Heranziehung des Vorfußes. Gleich nach der Geburt wird die Behandlung mit einem Gipsverband begonnen.

Der **Hackenfuß** ist durch seine abnorme Beugehaltung des Fußes und Tiefstand der Ferse gekennzeichnet. Diese Deformation als Folge einer Zwangshaltung in der Gebärmutter bildet sich meist in den ersten beiden Lebensmonaten zurück.

Eine krankengymnastische Therapie kann die Zurückbildung gut unterstützen.

Der **Sichelfuß** ist eine Anomalie, bei der der Fuß bogenförmig nach innen gestellt ist. Die Behandlung erfolgt mit einer angepaßten Leichtschiene. Er läßt sich relativ schnell beheben.

Ein verspäteter Behandlungsbeginn

kann einen operativen Eingriff erforderlich machen.
Der **Plattfuß** ist bei Kindern entwicklungsbedingt. Weil das Fußgewölbe mit Fettgewebe ausgefüllt ist, erscheinen die Füße platt. Dieses Fettgewebe wirkt wie ein Polster und schützt den Fuß beim Laufenlernen. Im zweiten Lebensjahr ändert sich die Fußform dann allmählich.
Zu den erworbenen Fußschäden gehört der *Senkfuß*, der durch eine Bindegewebs- und/oder Muskelschwäche hervorgerufen wird. Kommt es dabei noch zu einem Abknicken des Fußes, entsteht ein **Knick-Senkfuß.** Daraus kann sich ein **Knick-Plattfuß** entwickeln. Das Fußgewölbe ist vollkommen abgeflacht, die Fußsohle liegt ganz dem Boden auf.
Der **Spreizfuß** ist eine Vorfußverbreiterung und entsteht durch Verlust der Querwölbung. Er entwickelt sich erst im späten Kindesalter. Seine Entstehungsursache ist unklar.
Um erworbene Fußschäden zu vermeiden, sollten Sie ein Baby nicht zu früh zum Stehen oder Gehen veranlassen. Der Fuß des Kindes benötigt keine Stützung; durch natürliche Übung festigt sich die Muskulatur. Bei schwachen Füßen sollte das Kind oft barfuß laufen. Eine gezielte Fußgymnastik kräftigt die Sehnen und Muskeln. Vermeiden Sie zu enge und zu kurze Schuhe.

G

Galaktosämie

ist eine angeborene Stoffwechselstörung. Sie beruht auf einem Gendefekt, der zu einem Enzymmangel führt. Hierdurch wird die Galaktose, ein Bestandteil des Milchzuckers, nicht abgebaut und wirkt zellschädigend.

Das Erscheinungsbild zeigt sich schon nach wenigen Lebenstagen, mit den Symptomen Erbrechen und Durchfall, Gelbsucht und Lebervergrößerung. Bei Nichtbehandlung erfolgt eine starke Schädigung des Hirns, der Leber und der Augenlinsen (→ Grauer Star).

Die Diagnose wird durch den Guthrie-Test gestellt. Danach kann durch eine galaktosefreie Ernährung, bei der Milch und Milchprodukte gemieden werden, die Entwicklung Ihres Kindes normal verlaufen. Als Ersatz für die fehlenden Stoffe sind Präparate auf einer Fleisch- und Sojabasis entwickelt worden.

Gallengangsfehlbildung

(Gallengangsatresie)

Eine seltene Fehlbildung, deren Ursache unbekannt ist. Es kommen verschiedene Fehlbildungen vor. Der Leberausführungsgang oder der Gallenblasenausführungsgang können fehlen oder sind verschlossen.

Es besteht aber auch die Möglichkeit, daß die Gallengänge in der Leber teilweise oder vollständig fehlen.

Die anfängliche Neugeborenengelbsucht nimmt zu, und die Haut

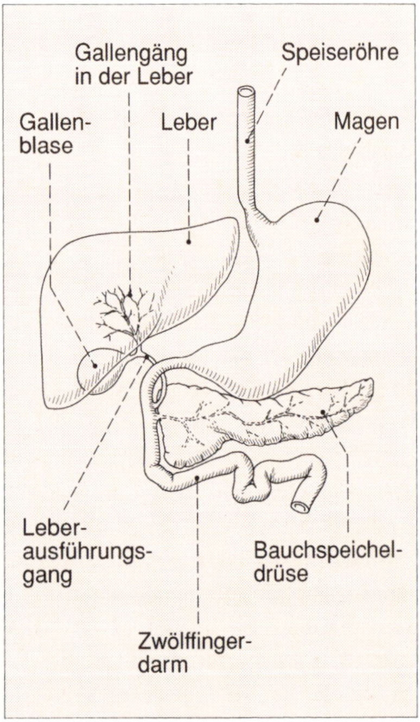

Gallengänge in der Leber

nimmt eine graugrüne oder bronzeähnliche Farbe an. Die Stühle sind weißgrau. Durch die Verdauungsstörungen hat das Kind Gewichtsverlust. Die Diagnose muß rechtzeitig gestellt werden, um durch einen möglichen operativen Eingriff weitere Schädigungen zu vermeiden. Ob eine Operation Abhilfe schaffen kann, hängt von dem Ausmaß der Fehlbildung ab. Es kommt auch eine Leberverpflanzung in Frage.

Geburtsverletzungen

kommen heute durch schonende Geburtshilfe seltener vor als früher. Es handelt sich um Verletzungen, die sich das Neugeborene durch den Geburtsvorgang zuzieht. Davon betroffen sind die Haut, die Knochen und die Nerven.

Die **Geburtsgeschwulst** ist eine weiche Schwellung der Kopfhaut mit kleinen Hautblutungen. Sie verschwindet innerhalb von ein bis zwei Tagen und benötigt keine Behandlung.

Das **Kopfschwartenhämatom** ist ein Bluterguß unter der Kopfschwarte. Charakteristisch ist das Absinken des Blutes in den Nacken und die Augenlider. Eine mögliche Blutarmut wird durch eine Blutübertragung behandelt.

Das **Kephalhämatom** ist ein Bluterguß unter der Knochenhaut des Schädels. Es entsteht durch das Einreißen kleiner Blutgefäße. Die Folge ist eine halbkugelige Vorwölbung über einem Scheitelbein, Stirnbein oder Hinterhauptbein. Ein Kephalhämatom kann auch beidseitig vorkommen. Die Rückbildung kann Monate in Anspruch nehmen. Anfangs ertastet man nur die Flüssigkeit, im späteren Verlauf auch einen runden Knochenwall. Später fühlt man eine knisternde Knochenschale. Eine Behandlung durch Absaugen des Blutes mittels einer Kanüle ist meistens nicht nötig.

Gehirnentzündung

(Enzephalitis)

ist die Folge einer Infektion der Gehirnsubstanz. Hervorgerufen wird sie vorwiegend durch →Viren infolge einer Viruserkrankung wie Masern, Mumps, Röteln, Windpocken, Grippe und Herpes.

Auch durch →Bakterien bei →Mittelohrentzündungen, →Nasennebenhöhlenentzündungen und über die Blutwege kann eine Enzephalitis verursacht werden.

Eine Gehirnentzündung ist eine ernsthafte Erkrankung, die einen sofortigen Krankenhausaufenthalt notwendig macht. Durch die Narbenbildung im Gehirn bleiben dauerhafte Schäden wie epileptische Anfälle, spastische Lähmungen oder geistige Entwicklungsstörungen zurück.

Gelenkentzündung

(Arthritis)

ist eine Entzündung, die von der Gelenkinnenhaut ausgeht. Eine Ergußbildung kann hinzukommen (Gelenkerguß). Bereits im Kindesalter kann eine Arthritis auftreten. Das Kind sieht blaß aus, hat Fieber und fühlt sich krank.

Harmlos ist die Begleitarthritis durch einen Virusinfekt. Ebenso harmlos sind die Gelenkschwellungen bei der →*Purpura Schönlein-Henoch* (kleinfleckige Blutungen in Haut und Schleimhaut).

Weniger harmlos und behandlungsbedürftig ist die **septische Arthritis,** eine eitrige Infektion des Gelenks. Sie ist die Folge einer Erkrankung durch →Bakterien. Staphylokokken, Streptokokken,

Meningokokken oder Salmonellen breiten sich über die Blutbahn aus. Das Kniegelenk und das Hüftgelenk sind am häufigsten befallen. Besonders Kinder bis zum zweiten Lebensjahr sind davon betroffen. Sie ist ein akuter Notfall und gehört in sofortige Behandlung, wenn man Folgeschäden an den Gelenken vermeiden will. Hohes Fieber und eine schmerzhafte Gelenkschwellung sind erste Zeichen dieser Krankheit.

Die **Osteomyelitis** ist eine Knochenmarksentzündung als Folge einer bakteriellen Infektion. Besonders im Kindesalter breitet sie sich über die Blutbahn aus und setzt sich an den Enden der Röhrenknochen, in Gelenknähe, fest. Ein →Furunkel kann die Ursache dafür sein. Heftige Schmerzen und hohes Fieber setzen sofort ein. Die betroffene Stelle kann geschwollen und gerötet sein. Eine sofortige Behandlung im Krankenhaus kann eine vollständige Heilung herbeiführen, sie ist unter Umständen langwierig und kann über drei bis vier Wochen hinausgehen.

Die **juvenile rheumatoide Arthritis** ist eine chronische Entzündung in den Gelenken, die aber auch innere Organe befallen kann, wie Herz, Leber, Milz (Stillsche Krankheitsform). Im fortgeschrittenen Stadium führt die Entzündung zur Zerstörung des Knorpels und damit zur Gelenkversteifung.

Die Erkrankungsursache ist ungeklärt. Bei einigen Kindern kann eine erbliche Beeinflussung eine Rolle spielen. Die Krankheit kommt häufiger vor als das **rheumatische Fieber.**

Das Erscheinungsbild ist recht unterschiedlich. Im allgemeinen haben Kinder Schmerzen bei Bewegungen und eine Morgensteifigkeit. Es können mehrere Gelenke befallen sein. Am häufigsten sind die Gelenke zwischen den Fingergliedern, die Halswirbel-, Hüft- und Unterkiefergelenke betroffen. Es kann sich auch die Regenbogenhaut im Auge entzünden, was zum →Grauen Star führen kann. Bei der **Stillschen Krankheitsform** bestehen hohes Fieber in Schüben, Hautausschlag und Lymphknotenschwellungen am ganzen Körper. Einige Kinder haben zusätzlich noch eine Herzbeutelentzündung (→Herzfehler).

Die Krankheit kann sich über mehrere Jahre hinziehen und ist von vielen Rückfällen geprägt. Die Behandlung verlangt vom Patienten und den Eltern viel Geduld. Wichtig ist eine ständige Krankengymnastik und eine physikalische Behandlung mit warmen Bädern. Über einen längeren Zeitraum werden entzündungshemmende Medikamente, z. B. Azetylsalizylsäure, verabreicht.

Das **rheumatische Fieber** (*akute Polyarthritis*) befällt vorwiegend Kinder im Alter zwischen fünf und fünfzehn Jahren. Meistens ist eine Angina zuvor durchgemacht worden, es ist also Folgeerscheinung einer Streptokokken-Erkrankung. Das Zustandekommen der Polyarthritis ist noch unklar. Es wird aber angenommen, daß durch eine allergische

Reaktion gegen die Bakterien die entzündlichen Veränderungen an den Gelenken hervorgerufen werden. Die Krankheit ist heute selten geworden. Sie beginnt meistens mit akutem, hohem Fieber, das lang anhalten kann. Schmerzen treten an den verschiedenen großen Gelenken auf, verbunden mit Schwellungen und Rötungen. Bei 50% der Erkrankten kommt eine Herzmuskelentzündung, Herzklappenentzündung oder Herzbeutelentzündung hinzu (→Herzfehler).

Die Diagnose muß durch die Unterstützung eines Kardiologen und Rheumatologen gut abgesichert sein. Die Behandlung erfolgt durch entzündungshemmende Medikamente, z. B. Azetylsalizylsäure, und Penizillin gegen die vorangegangene Streptokokken-Infektion. Bei einer Herzbeteiligung wird ein Nebennierenrindenhormonpräparat verabreicht.

Gene

sind Träger von Erbanlagen in den →Chromosomen. Jedes Chromosom trägt in der Längsrichtung nacheinander angeordnet einige Tausend unterschiedlicher Gene. In den Erbanlagen liegt verschlüsselt der *genetische Code.*

Gerstenkorn

(Hordeolum)

ist eine akute Entzündung von Drüsen im Augenlid. Die häufigsten Erreger sind Staphylokokken, seltener sind es Streptokokken. Die Übertragung erfolgt durch Berührung mit den Händen oder über einen Waschlappen.

Unterschieden wird zwischen dem äußeren Gerstenkorn und dem inneren Gerstenkorn.

Beim **äußeren Gerstenkorn** handelt es sich um eine Entzündung der Talgdrüsen am äußeren Lidrand. Dieses wird durch warme Umschläge mit handwarmem Wasser oder trockener Wärme behandelt, um die Eiterentleerung zu unterstützen. Die Heilung erfolgt rasch.

Beim **inneren Gerstenkorn** handelt es sich um eine Entzündung der Meibomschen Drüsen, die im Lid liegen. Das betroffene Lid ist gerötet und geschwollen. Auf der Innenseite der Haut kommt es zu Eiteransammlungen. Die Entzündung ist besonders schmerzhaft. Das innere Gerstenkorn ist nicht ungefährlich, weil sich die Entzündung in die Augenhöhle und auf den Augapfel ausbreiten kann. Beim inneren Gerstenkorn sollte man zur Behandlung wie beim äußeren Gerstenkorn noch ein Antibiotikum gegen Kokken in Form von Saft oder Tabletten einnehmen.

Ein Gerstenkorn darf auf keinen Fall ausgedrückt werden. Dadurch besteht die Gefahr einer weiteren Ansteckung und außerdem kann der Eiter in die Blutbahn gelingen, was zu schweren Komplikationen führen kann. Manchmal wird mit einem kleinen Schnitt durch den Arzt der

Eiterabfluß beschleunigt, um die Gefahr eines Abszesses zu vermeiden.

Glaukom

→Grüner Star

Gneis

(Seborrhoische Dermatitis)
ist ein Ausschlag, der kurz nach der Geburt auftritt und meistens nach dem dritten Lebensmonat wieder abklingt. Es erscheinen gelblich-fettige Schuppen auf geröteter Haut, meistens am Kopf über der vorderen Fontanelle. Er kann sich aber auch ausbreiten und in den Hautfalten des Körpers erscheinen.

Es handelt sich um eine Funktionsstörung der Talgdrüsen, die nicht von der Art der Ernährung abhängig ist.

Leichte Formen werden durch tägliche Waschungen des Kopfes entfernt. In stärkeren Fällen müssen die Schuppen zuvor mit einem Babyöl aufgeweicht werden. Dazu setzen Sie Ihrem Baby ein Mützchen auf und lassen das Öl am besten über Nacht einwirken.

Sollte sich eine stärkere Krustenbildung zeigen, sollten Sie den Arzt um Hilfe bitten.

Grauer Star

(Katarakt)
ist eine angeborene, häufiger aber erworbene Sehstörung infolge einer Linseneintrübung. Sie kann einseitig oder beidseitig auftreten.

Eine rechtzeitige Operation, bei der die Augenlinse entfernt wird, bewirkt, daß die Netzhaut erhalten bleibt, die sonst verkümmern würde. Der Ausgleich des *aphakischen Auges* erfolgt durch eine Starbrille, Haftgläser oder Kontaktlinsen. Eine Einpflanzung von Kunststofflinsen ist auch möglich.

Grippe

(Influenza)
ist eine Infektionskrankheit, die durch Influenzaviren ausgelöst wird.

Die Infektion erfolgt meist durch Tröpfchen (Husten, Niesen). Die Inkubationszeit beträgt ein bis drei Tage. Eine Immunität kann durch sogenannte Grippe-Impfungen teilweise erreicht werden.

Die Krankheitssymptome treten plötzlich auf mit Kopf- und Gliederschmerzen, das Kind fühlt sich matt und abgeschlagen, die Körpertemperatur steigt schnell auf 39–41°C. Bei kleinen Kindern kommt Erbrechen und/oder Durchfall hinzu.

Strenge Bettruhe sollte eingehalten werden, solange das Fieber nicht abgeklungen ist. Beachten Sie bitte bei hohem Fieber den Flüssigkeitsverlust (→Exsikkose).

Ziehen Sie den Arzt hinzu, da sich durch die Schädigung der Schleimhäute Zweitinfektionen anschließen können, die zu großen Komplikationen führen, wie →Nasennebenhöhlenentzündung, →Mittelohrentzündung, →Hirnhautentzündung, →Gehirnentzündung und Herzschädigung mit Kreislaufkollaps.

Grüner Star

(Glaukom)
Augenleiden infolge erhöhten Augeninnendrucks.

Gürtelrose

→Windpocken

Guthrie-Test

Eine Untersuchungsmethode zur Früherkennung angeborener Stoffwechselstörungen. Sie sollte bei allen Neugeborenen angewendet werden, um durch eine notwendige Diät mögliche Schäden zu vermeiden. →Galaktosämie →Phenylketonurie

H

Haarausfall

(Alopezie)
Ein übermäßiger Haarausfall ist manchmal bei Neugeborenen im ersten Lebensmonat festzustellen. Das beruht darauf, daß ein gestörter Haarzyklus vorliegt. Es findet eine vorzeitige Umwandlung von *Anagenhaaren* (Wachstumsphase) in *Telogenhaare* (Ruhephase) statt. Die Telogenhaare werden durch nachwachsende Anagenhaare verdrängt, und so kann kurzfristig ein flächiger Haarverlust auftreten.
Weitere Ursachen können schwere fieberhafte Erkrankungen sein, auch bestimmte Medikamente oder Bestrahlungen gegen Geschwulstkrankheiten. Das plötzliche Weglassen der Antibabypille verändert den Hormonhaushalt und kann zu Haarausfall führen.
Physikalisch bedingter Haarausfall erfolgt durch das Liegen des Babys auf dem Hinterkopf (Hinterkopfglatze), durch ständigen Zug durch straffe Frisuren (Pferdeschwanz, Gummibänder und Lockenwickler) oder durch zwanghaftes Ausreißen der Haare *(Trichotillomanie)*, dem eine seelische Störung zugrunde liegt. Auch bei →Ekzemen kann ein fleckförmiger Haarausfall auftreten.
Eine Schilddrüsenüberfunktion führt ebenfalls zu Haarausfall. Eisenmangel oder *Seborrhö* (fettige Haut) können Ursache für einen Haarausfall sein.
Eine Behandlung verspricht nur Erfolg, wenn eine genaue Diagnose gestellt worden ist und die Ursachen ausgeschaltet werden. Durch mikroskopische Untersuchung der Haare und der Haut kann eine genaue Diagnose gestellt werden.

Hackenfüße

→Fußschäden

Hämophilie

(Bluterkrankheit)
ist eine erbliche Blutgerinnungsstörung, die auf dem Mangel des Gerinnungsfaktors VIII bei Hämophilie A und auf dem Mangel des Gerinnungsfaktors IX bei Hämophilie B beruht. Die Bluterkrankheit wird geschlechtsgebunden vererbt. Das kranke Gen liegt auf dem X-Chromosom. Daher sind alle Söhne eines Bluters und einer erbgesunden Mutter gesund und alle Töchter Überträgerinnen. In der Erbfolge besteht die Möglichkeit bei einer Mutter als Überträgerin, daß Tochter und Sohn gesund sein können, aber auch, daß der Sohn krank und die Tochter Überträgerin ist.
Es gibt verschiedene Schweregrade der Erkrankung. Wenn der Gerinnungsfaktor vollständig fehlt, spricht man von einer schweren Form der Hämophilie. Bei einer leichten Form der Hämophilie fehlt der Gerinnungsfaktor nur teilweise. Hier besteht nur eine Blutungsgefahr bei Unfällen oder Operationen. Bei schweren Erkrankungen zeigt

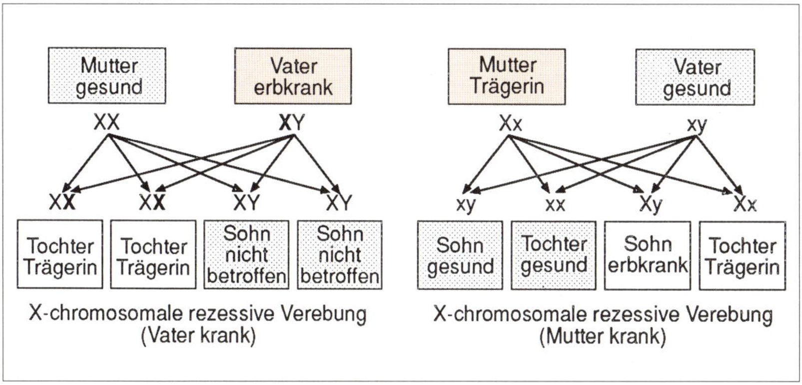

X-chromosomale rezessive Vererbung

sich die Blutungsneigung bereits im ersten Lebensjahr. Riesige Blutergüsse und blaue Flecke sind die ersten Zeichen der Erkrankung. Später kommt es zu Gelenkblutungen, Haut- und Muskelblutungen, vor allem im Schulalter.

Zur Behandlung wird Faktor VIII bzw. Faktor IX als Konzentrat intravenös zugeführt. Die Aussichten für Bluter haben sich durch die verbesserten Behandlungsmethoden wesentlich gebessert. Spätfolgen lassen sich auch bei schweren Erkrankungen schon vermeiden. Die Übertragungsrisiken durch das →AIDS-Virus und →Hepatitis-Viren scheinen gebannt zu sein.

Bei der Heimbehandlung wird sofort nach Blutungsbeginn durch die Eltern oder das ältere Kind selbst ein Faktorenkonzentrat gespritzt.

Krankengymnastik vermeidet den Muskelschwund oder Gelenkversteifungen nach längeren Blutungen.

Harnwegsinfektion

ist eine häufige Erkrankung im Kindesalter. Man unterscheidet **untere** und **obere** Harnwegsinfektionen. Bei den unteren Harnwegen handelt es sich um Harnröhre und Blase, bei den oberen Harnwegen um die Nieren.

Die Ursache einer Harnwegsinfektion kann verschiedenster Art sein. Meist sind es →Bakterien, die von außen durch Harnröhre, Blase und Harnleiter bis in die Niere gelangen. Manchmal gelangen sie auch über die Blutbahn in die Niere. Physikalische Gründe für eine Infektion können aber auch durch Abflußhindernisse gegeben sein, z. B. Nierensteine, Fehlbildung des Harnleiters, Blasenlähmung bei →Spina bifida. Durch Verkühlung entsteht keine Harnwegsinfektion. In diesem Fall handelt es sich um einen Blasenkatarrh. Mädchen sind häufiger betroffen als Jungen. Der Grund ist nicht

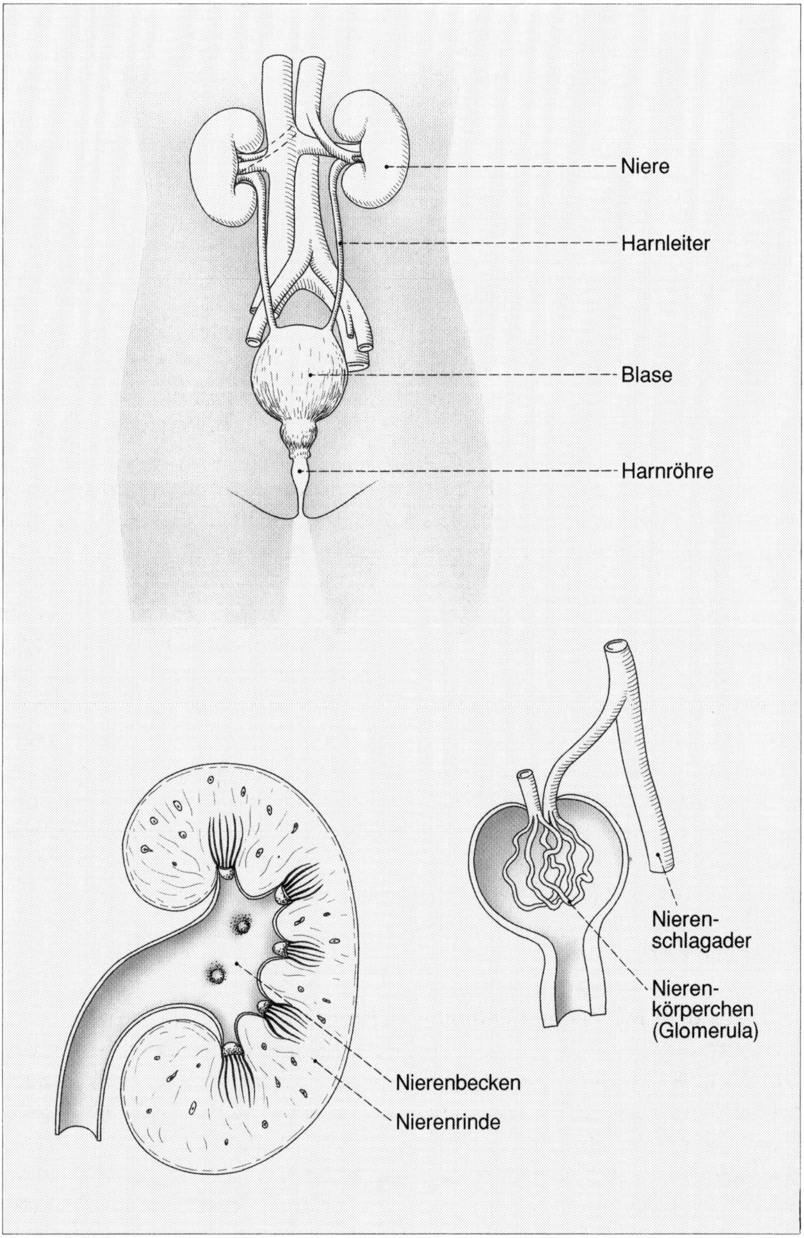
Niere
Harnleiter
Blase
Harnröhre
Nieren-
schlagader
Nieren-
körperchen
(Glomerula)
Nierenbecken
Nierenrinde

Harnwege

bekannt. Es ist aber anzunehmen, daß durch die kürzere Harnröhre beim Mädchen eine Infektion eher möglich ist.

Bei der **eitrigen Nierenentzündung** sind am häufigsten Darmbakterien die Erreger. Bei unteren Harnwegsinfektionen können außer Darmbakterien auch Pilze und Trichomonaden Verursacher sein.

Eine Infektion der unteren Harnwege zeigt sich durch Brennen beim Wasserlassen und häufigen Harndrang.

Bei einer Infektion der oberen Harnwege ist ein allgemeiner Krankheitszustand erkennbar, die Kinder haben hohes Fieber, Bauchschmerzen oder häufig auch Schmerzen in der Lendengegend. Kleinere Kinder haben Erbrechen, Durchfall und Krämpfe.

Eine eitrige Nierenentzündung verläuft häufig stumm und kann zu schweren Nierenschädigungen führen. Es ist deshalb besonders wichtig, eine Urinuntersuchung vornehmen zu lassen, bei der vermehrt Leukozyten (weiße Blutkörperchen) und Bakterien oder andere Erreger gefunden werden. Das sicherste Laborergebnis wird erzielt, wenn der Urin aus dem Mittelstrahl entnommen wird.

Die Behandlung einer Harnwegsinfektion muß gründlich sein. Die Dauer der Behandlung mit Antibiotika kann bei der unteren Harnwegsinfektion kürzer sein als bei der oberen. Sie ist notwendig, um den Übergang in eine chronische Nierenentzündung zu vermeiden. Besser ist es, die genaue Ursache der Infektion festzustellen und zu beseitigen. Deshalb ist eine Operation zur Entfernung eines Nierensteines oder einer Fehlbildung nötig. Bei einer Blasenlähmung ist eine Dauerbehandlung mit Antibiotika notwendig, wobei das Antibiotikum öfter gewechselt wird.

Eine **nichteitrige Nierenentzündung** ist oft die Folge anderer Krankheiten, z. B. einer →Mandelentzündung. Die meisten Entzündungen verlaufen unbemerkt und gehen ohne Behandlung zurück. Bei einer akuten Nierenentzündung *(Glomerulonephritis)* kommen zu den allgemeinen Krankheitserscheinungen noch → blutiger Urin und →Ödeme hinzu. Die Harnmenge vermindert sich, und es kann zu →Krämpfen kommen. Die Behandlung erfolgt durch Flüssigkeitsverminderung, Diät und Blutdrucksenkung. Über etwa zwei Wochen hinweg wird Penizillin verabreicht. Mit einer völligen Heilung ist zu rechnen.

Hautausschlag

(Exanthem)

bei →Masern, →Röteln, →Scharlach, →Windpocken, →Dreitagefieber, Gürtelrose, →Herpes, →Allergien, →Ekzem, →Gneis, →Windeldermatitis, →Pilzkrankheiten, →Typhus, →Pfeiffersches Drüsenfieber.

Hepatitis

ist eine akute Leberentzündung, die durch →Viren hervorgerufen wird: die *Hepatitis epidemica* durch das Hepatitis-Virus A; die *Serumhepatitis* durch die Übertragung von Hepatitis-Virus B über ein Serum oder Blut und die *Non-A-Non-B-Hepatitis* durch die Infektion mit dem hypothetischen Hepatitis-Virus C.

Die Übertragung des Hepatitis-Virus A ist bei Kleinkindern häufiger anzutreffen durch Schmierinfektion über den Stuhl. Menschlicher Kontakt, infiziertes Badewasser oder Muscheln können Übertragungsherde sein.

Außer den vorgenannten Übertragungsmöglichkeiten kommen beim Hepatitis-Virus B und C die Gefahren bei einer Blutübertragung hinzu. Weiterhin besteht eine Ansteckungsgefahr durch unsterile Spritzen (Heroinsüchtige) und Geschlechtsverkehr. Neugeborene können sich an infiziertem Scheidenschleim oder Fruchtwasser infizieren.

Die Inkubationszeit beträgt bei Hepatitis A ca. 20 Tage, bei Hepatitis B ca. 50 Tage, und bei Hepatitis C kann sie bis zu 140 Tage dauern.

Die Symptome sind bei den Erkrankungen weitgehend gleich, jedoch verläuft eine Hepatitis-B-Infektion schwerer. Ernste Folgen sind bei Kindern recht selten.

Die Erscheinungen sind ähnlich einer Grippe: Plötzlicher Beginn mit hohem Fieber, das bei Hepatitis B oft fehlt, Appetitlosigkeit, Übelkeit mit Erbrechen, Bauchschmerzen, Durchfall und gelegentlich auch Gliederschmerzen. Bei Kindern fehlt häufig eine Gelbsucht. Bei Auftreten einer Gelbsucht ist der Urin bräunlich, die Leber ist bei Druck schmerzempfindlich, der Stuhl ist lehmfarben.

Schwerwiegend ist eine akute *gelbe Leberdystrophie* mit Leberversagen, plötzlichem Knochenmarkschwund mit Blutbildungsstörung und Übergang in eine *Leberzirrhose*.

Ein Schutz vor Hepatitis A ist Sauberkeit. Vor allem bei Reisen in das südliche Ausland ist die Gefahr einer Ansteckung sehr hoch. Vermeiden Sie den Genuß von rohem Obst und Gemüse, Speiseeis und nicht abgekochtem Wasser. Zur Vorbeugung nimmt man vorübergehend Immunglobulin, das auch im Falle einer Ansteckung den Verlauf mildern kann.

Eine Schutzimpfung gegen eine Hepatitis-B-Erkrankung wird nur gefährdeten Personen empfohlen, wie Neugeborenen, Kindern, die engen Kontakt mit Hepatitis-B-Erkrankten haben, und Kindern, denen häufig Blut übertragen werden muß. Bei einer Auslandsreise mit ständiger Hepatitis-B-Gefahr ist die Impfung auch zu empfehlen.

Zur Behandlung ist ein stationärer Aufenthalt im Krankenhaus wegen besserer Isolierungsmaßnahmen am besten. Bettruhe fördert die Durchblutung der Leber.

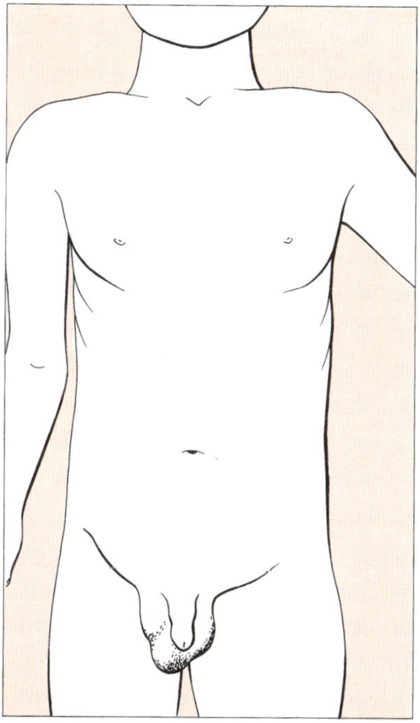

Leistenbruch

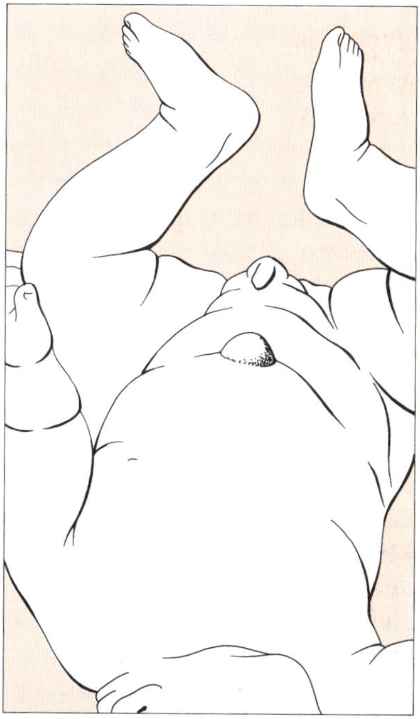

Nabelbruch

Hernien

(Eingeweidebrüche)

Der **Leistenbruch** kann angeboren oder erworben sein. Ein angeborener Leistenbruch ist der offengebliebene Leistenkanal. Normalerweise verödet dieser bis zur Geburt. Durch diese Öffnung kann ein Darmteil vordringen, und es kommt zur Vorwölbung in der Leistengegend. Von einem erworbenen Leistenbruch spricht man, wenn Darmteile durch eine später entstandene Lücke im Bauchfell in Richtung Hodensack oder Schamlippe wandern.

Ein Leistenbruch sollte wegen der ständigen Gefahr des Einklemmens, vor allem bei jüngeren Kindern, bald operativ entfernt werden. Durch das Einklemmen besteht die Gefahr eines →Darmverschlusses.

Der **Nabelbruch** hingegen ist bei Kindern immer angeboren. Er beruht auf dem fehlenden oder unvollständigen Verschluß des Nabelringes. In der Nabelgegend ist eine erbs- bis kirschgroße Vorwölbung sichtbar. Ein Nabelbruch verursacht bei Kindern im ersten Lebensjahr keine Schmerzen. Ein operativer Eingriff ist meistens nicht nötig, da sich die Bruchpforte im Laufe des ersten Jahres wieder schließt. Die

Operation wird erst dann notwendig, wenn der Bruch größer wird und/oder es zur Einklemmung kommt.

Herpes

Herpes simplex ist ein bläschenförmiger Ausschlag der Haut *(Herpes labialis)* und eine Mundschleimhautentzündung *(Stomatitis herpetica)*, hervorgerufen durch das Herpes-simplex-Virus (HSV). Die Ansteckung erfolgt einmal durch Kontaktinfektion und ist danach passiv im Körper vorhanden. Über Monate oder Jahre hinweg braucht keine Belästigung aufzutreten. Erst durch eine besondere Belastung des Körpers (Streß, Krankheit, UV-Strahlung im Hochgebirge) können sich die Fieberbläschen bilden.

Kinder haben meist keine Fieberbläschen, sondern eine Entzündung der Mund- und Zahnfleischschleimhaut *(Mundfäule)*. Da es bei Säuglingen und Kleinkindern sehr leicht zu Schmierinfektionen kommen kann, ist die Gefahr einer Verbreitung auf die Bindehaut und Hornhaut des Auges sehr groß, wodurch eine Hornhauttrübung zurückbleiben kann.

Eine Infektion mit Herpes-simplex-Virus kann auch an anderen Stellen vorkommen, z. B. am männlichen Glied, im Scheidenvorhof und an anderen Hautstellen.

Es bilden sich Gruppen von Bläschen, die mit wäßriger Flüssigkeit gefüllt sind. Nachdem sie geplatzt

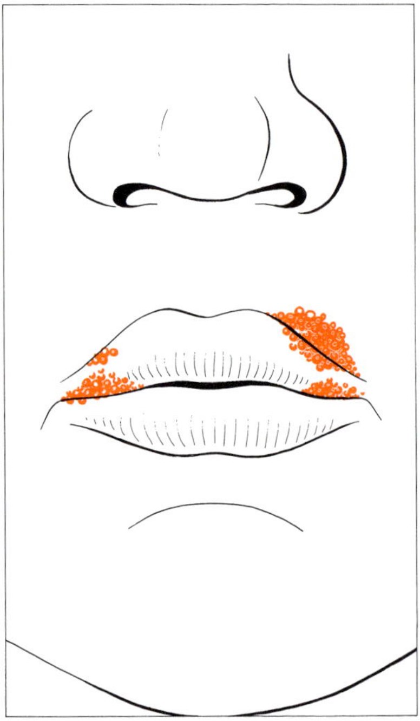

Herpes simplex

sind, bildet sich eine Kruste, die keine Narben hinterläßt.

Lebenbedrohliche Komplikationen kann es durch die *Meningoenzephalitis* geben, eine durch Herpes simplex-Viren verursachte →Hirnhautentzündung und → Gehirnentzündung. *Herpes zoster* (Gürtelrose) →Windpocken.

Herzfehler

Es gibt angeborene und erworbene Herzfehler. Bei den meisten angeborenen Herzfehlern kennt man die Ursache nicht. Mögliche Ursachen sind eine Rötelinfektion in den er-

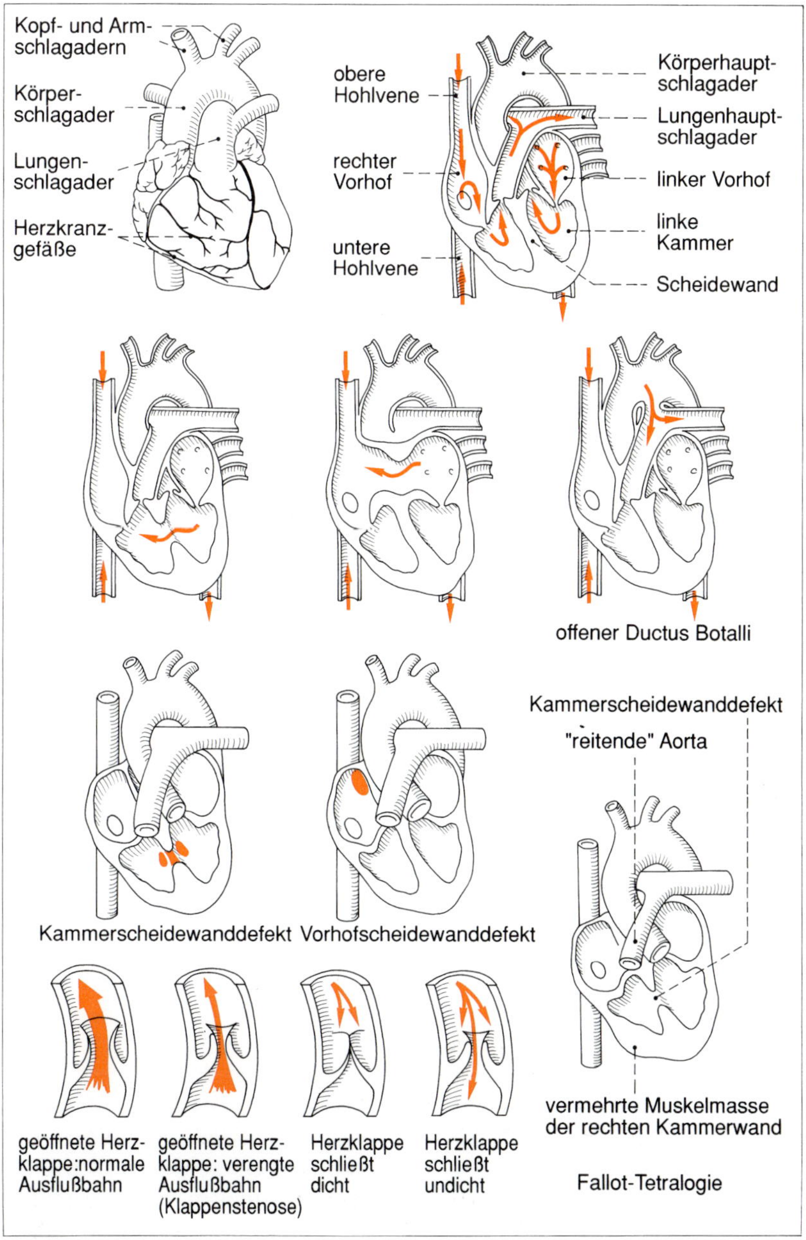
Kopf- und Arm-
schlagadern
Körper-
schlagader
Lungen-
schlagader
Herzkranz-
gefäße
obere
Hohlvene
rechter
Vorhof
untere
Hohlvene
Körperhaupt-
schlagader
Lungenhaupt-
schlagader
linker Vorhof
linke
Kammer
Scheidewand
offener Ductus Botalli
Kammerscheidewanddefekt
"reitende" Aorta
Kammerscheidewanddefekt
Vorhofscheidewanddefekt
vermehrte Muskelmasse
der rechten Kammerwand
geöffnete Herz-
klappe:normale
Ausflußbahn
geöffnete Herz-
klappe: verengte
Ausflußbahn
(Klappenstenose)
Herzklappe
schließt
dicht
Herzklappe
schließt
undicht
Fallot-Tetralogie

Herzfehler

sten drei Monaten der Schwangerschaft, bestimmte Medikamente, Alkoholgenuß (→Alkohol), →Phenylketonurie, →Down-Syndrom. Angeborene Herzfehler kommen mit etwa 8 Promille aller Neugeborenen vor. Erbliche Faktoren spielen eine untergeordnete Rolle.

Die häufigsten angeborenen Herzfehler sind:

Kammerscheidewanddefekt (Ventrikelseptumdefekt), Vorhofscheidewanddefekt (Atriumseptumdefekt), Offener Ductus Botalli, Fallot-Tetralogie, Aortenisthmusstenose, Aortenstenose.

Die genannten Herzfehler können mit einer Blausucht *(Zyanose)* einhergehen. Es sind Herzfehler mit Rechts-Links-Shunt. Hier fließt sauerstoffarmes Blut vom rechten Herzen direkt in das linke Herz oder in den Kreislauf, wobei sich venöses und arterielles Blut vermischen.

Bei einem **Ventrikelseptumdefekt** kann das Loch in der Kammerscheidewand verschieden groß sein. Bei kleineren Defekten können die Kinder beschwerdefrei sein, bei größeren Defekten besteht bereits im 1. Lebensjahr Atemnot. Es treten häufiger Atemwegsinfektionen auf. Die Leistungsfähigkeit ist eingeschränkt, wenn es sich um einen sehr großen Defekt handelt. Kleinere Öffnungen in der Kammerscheidewand schließen sich häufig von allein, während größere Öffnungen durch einen operativen Eingriff verschlossen werden. Die Erfolge einer Operation in den modernen Herzzentren sind sehr groß.

Bei einem **Atriumseptumdefekt** ist ein Loch in der Scheidewand zwischen dem rechten und linken Vorhof vorhanden. Teilweise sind noch weitere Fehlbildungen damit verbunden. Auch hier besteht Beschwerdefreiheit in den ersten Lebensjahren, wenn es sich um kleinere Defekte handelt. Später kommt es zu häufigen Lungeninfektionen, die Kinder werden kurzatmig und leicht ermüdbar.

Bei einem Defekt im unteren Teil der Scheidewand können die Herzklappen zwischen Vorhof und Kammer gespalten sein. Es kann gleichzeitig ein Ventrikelseptumdefekt vorliegen. In diesem Fall treten Atemnot und Herzschwäche auf. Eine Operation ist meistens erfolgreich. Bei einem Defekt im unteren Bereich bleiben nach dem Eingriff schwere Herzrhythmusstörungen zurück. Durch das Einsetzen eines Herzschrittmachers wird diese Störung behoben.

Der **offene Ductus Botalli** besteht, wenn sich nach der Geburt die Verbindung zwischen Lungenhauptschlagader und Körperhauptschlagader nicht schließt. Das hat zur Folge, daß sauerstoffreiches Blut aus der Körperhauptschlagader in die Lungenhauptschlagader gelangt. Die Durchblutung der Lunge ist dadurch vermehrt. Es besteht Atemnot bei körperlichen Anstrengungen und es treten auch häufiger Lungeninfektionen auf. Das Operationsrisiko ist sehr gering. Der offene Ductus Botalli sollte möglichst frühzeitig unterbunden werden.

Bei einer **Fallotschen Tetralogie** liegen mehrere Anomalien vor. Zu einem Kammerscheidewanddefekt kann eine Verengung der Herzklappe zur Lungenhauptschlagader *(Pulmonalstenose)* oder eine Verengung der Ausflußbahn der rechten Herzkammer vorliegen. Die Lungen erhalten zuwenig Blut und in den Kreislauf gelangt zu dem sauerstoffreichen auch noch sauerstoffarmes Blut. Die Folge ist Blausucht und im Laufe der Zeit bilden sich die typischen Trommelschlegelfinger mit Uhrglasnägeln. Es besteht Atemnot und die Kinder bleiben im Wachstum zurück. Durch den Sauerstoffmangel können Anfälle mit Bewußtlosigkeit oder Krämpfe ausgelöst werden. Eine Operation ist heute jederzeit möglich, besser ist es, wenn diese erst nach dem dritten Lebensjahr durchgeführt wird.

Die **Aortenisthmusstenose** ist eine angeborene Verengung der absteigenden Aorta oder eine Verengung des Aortenbogens.

Die Symptome sind: Kaum wahrnehmbare Pulse in der Leistenbeuge oder an den Füßen und erhöhter Blutdruck in den Armen.

Kopfschmerzen und Nasenbluten sind die Folge.

Wenn Herz und Kreislauf sich nach der Geburt der Verengung nicht anpassen, muß sofort operiert werden. Ansonsten erfolgt ein Eingriff erst im Alter von etwa drei bis vier Jahren. Dabei wird das enge Gefäßstück entfernt und gegebenenfalls durch Kunststoff ersetzt.

Findet kein Eingriff statt, besteht die Gefahr der Herzmuskelerschöpfung, wodurch ein bedrohliches Krankheitsbild entstehen kann.

Eine **Aortenstenose** liegt vor, wenn die Körperhauptschlagader im Bereich der Herzklappen verengt ist. Anfangs ist das Kind beschwerdefrei. Bei starker Verengung tritt Atemnot auf. Herzschmerzen und Anfälle mit Bewußtlosigkeit sind weitere Symptome. Durch eine Operation, bei der die Verengung korrigiert wird oder eine Kunstklappe eingesetzt wird, kann der Herzfehler behoben werden.

Die häufigsten erworbenen Herzfehler sind:

Herzinnenhautentzündung *(Endokarditis)*, Herzmuskelentzündung *(Myokarditis)*, Herzbeutelentzündung *(Perikarditis)*.

Bei einer **Herzinnenhautentzündung** sind vor allem die Herzklappen betroffen. Die Entzündung kann verschiedene Ursachen haben. Sie tritt als Folge einer rheumatischen Erkrankung auf. Bakterien aus chronischen Eiteransammlungen (häufige Mandelentzündung), einer Operation (Zahnentfernung) oder eine Sepsis (Blutvergiftung) kann die Entzündung hervorrufen.

Mäßiges bis hohes Fieber treten auf, Müdigkeit, Kurzatmigkeit und ein blaß-bläuliches Aussehen. Ohne Behandlung kann die Entzündung

rasch zum Tode führen. Komplikationen können Herzversagen, Herzinfarkt oder ein Hirnabszeß sein.
Die Behandlung erfolgt mit Antibiotika über eine lange Zeit, denn bei zu kurzer Behandlung kann ein Rückfall eintreten. Meistens findet die Behandlung im Krankenhaus statt.
Die Erreger einer **Herzmuskelentzündung** sind Bakterien oder Viren. Sie ist die Folge von Komplikationen bei Diphterie, Scharlach, Angina, Lungenentzündung und Blutvergiftung oder Viruserkrankungen wie Grippe, Hepatitis und Pfeiffersches Drüsenfieber.
Eine plötzliche Herzschwäche und unregelmäßiger Herzschlag kann auf eine Herzmuskelentzündung hinweisen. Fieber, Mattigkeit, eine graublasse Hautfarbe, ein kaum fühlbarer Puls stellen sich ein.
Am besten wird diese schwere Erkrankung in einem Krankenhaus behandelt. Neben der Unterstützung des Herzens muß die auslösende Krankheit behandelt werden.
Eine **Herzbeutelentzündung** entsteht aus Infektionen anderer Organe oder ist die Folge einer rheumatischen Erkrankung. Zu den Symptomen der Grunderkrankung kommen Fieber und die Bildung von Ödemen. Es kann sich eine Herzschwäche entwickeln und zu schweren Störungen im Kreislauf führen.
Man unterscheidet zwischen einer trockenen oder eitrigen Entzündung. Komplikationen können durch einen Erguß auftreten. Zur Behandlung kommt das Kind in ein Krankenhaus. Dort wird bei einem Erguß eine Punktion gemacht oder bei Eiteransammlungen eine Dränage gelegt.

Herzrhythmusstörung

besteht bei einer zu hohen Herzfrequenz *(Tachykardie)*, wenn sie zu niedrig ist *(Bradykardie)* oder unregelmäßig ist *(Arrhythmie)*. Es gibt angeborene und erworbene Herzrhythmusstörungen. Erkannte Störungen können bereits während der Schwangerschaft mit Medikamenten über die Mutter behandelt werden.
Eine Tachykardie kann durch seelische Belastungen hervorgerufen werden. Weitere Gründe sind eine angeborene Herzmuskelmißbildung, eine Herzmuskelentzündung und Infektionskrankheiten. Eine Schilddrüsenüberfunktion führt ebenfalls zu Herzjagen. Sie führt zu Kurzatmigkeit, Herzklopfen und Schwindel, manchmal auch zu Ohnmachtsanfällen.
Eine Bradykardie muß nicht zu Beschwerden führen, gelegentlich kann es aber auch zu Müdigkeit, Kurzatmigkeit und Ohnmachtsanfällen kommen.
Eine Arrhythmie spüren die Kinder durch gelegentliche Aussetzer oder Herzklopfen.
Die Behandlung erfolgt nach genauer Diagnose durch den Kinderkardiologen.

Herzstillstand

Wenn es infolge eines Unfalls zu einem Herzstillstand kommt, ist eine sofortige Herzdruckmassage notwendig, um das Leben Ihres Kindes zu retten. Die Pulstätigkeit prüfen Sie an der Hals- oder Schläfenschlagader.

Legen Sie das Kind mit dem Rücken auf eine feste Unterlage. Bei einem Säugling umgreifen Sie den Oberkörper mit den Händen und legen die beiden Daumen auf die untere Hälfte des Brustbeins. Nun drücken Sie 100 bis 120-mal pro Minute das Brustbein spürbar nach unten. Bei größeren Kindern und Jugendlichen legen Sie Ihre Hände so übereinander, daß Sie mit den Handwurzeln kräftige Stöße auf dem unteren Brustbeindrittel ausführen können. Das sollte mindestens 60 bis 90-mal pro Minute geschehen. Dosieren Sie den Druck so, daß möglichst keine Rippenbrüche entstehen.

Durch den Druck auf das Brustbein wird das Herz zusammengepreßt und der Blutkreislauf erhalten. Eine Herzdruckmassage sollte im Wechsel mit der Beatmung erfolgen. Nach 15 Massagen sollten vier Atemspenden folgen. Ist ein Helfer vorhanden, übernimmt einer die Beatmung, der andere die Herzdruckmassage. Dabei sollen auf eine Atemspende immer fünf Herzkompressionen folgen.

Heufieber

wird durch eine Allergie hervorgerufen. Häufig ist ein Pollenflug der Auslöser (→Heuschnupfen). Die Symptome ähneln denen einer →Augenbindehautentzündung.

Hinzu kommt noch Nasenlaufen und Schwellung der Nasenschleimhaut, dadurch Behinderung der Nasenatmung. Behandlungsmethoden und mögliche Allergenvermeidung →Allergie.

Heuschnupfen

(*allergische Rhinitis*)

ist Folge einer Überempfindlichkeit gegen den Pollenflug. Die Schleimhäute der Augen, Nase und oberen Atemwege werden dadurch gereizt, und es kommt zu Beschwerden wie bei einer *infektiösen Rhinitis* (Schnupfen).

Der Pollenflug macht sich vorwiegend in den Monaten Februar bis September bemerkbar. Sollte sich der Heuschnupfen über das ganze Jahr bemerkbar machen, liegt es an der Empfindlichkeit gegen Allergene aus der häuslichen Umgebung (Hausstaubmilben, Tierhaare und Schimmelsporen). Bei einer solchen Empfindlichkeit ist es unabläßlich, diese Umgebung zu verändern.

Bei Säuglingen und Kleinkindern kommt es zu Heuschnupfen als Folge einer *atopischen Dermatitis* (→Ekzem). Der Beginn der Erkrankung liegt meistens im Kindes- oder jüngeren Erwachsenenalter.

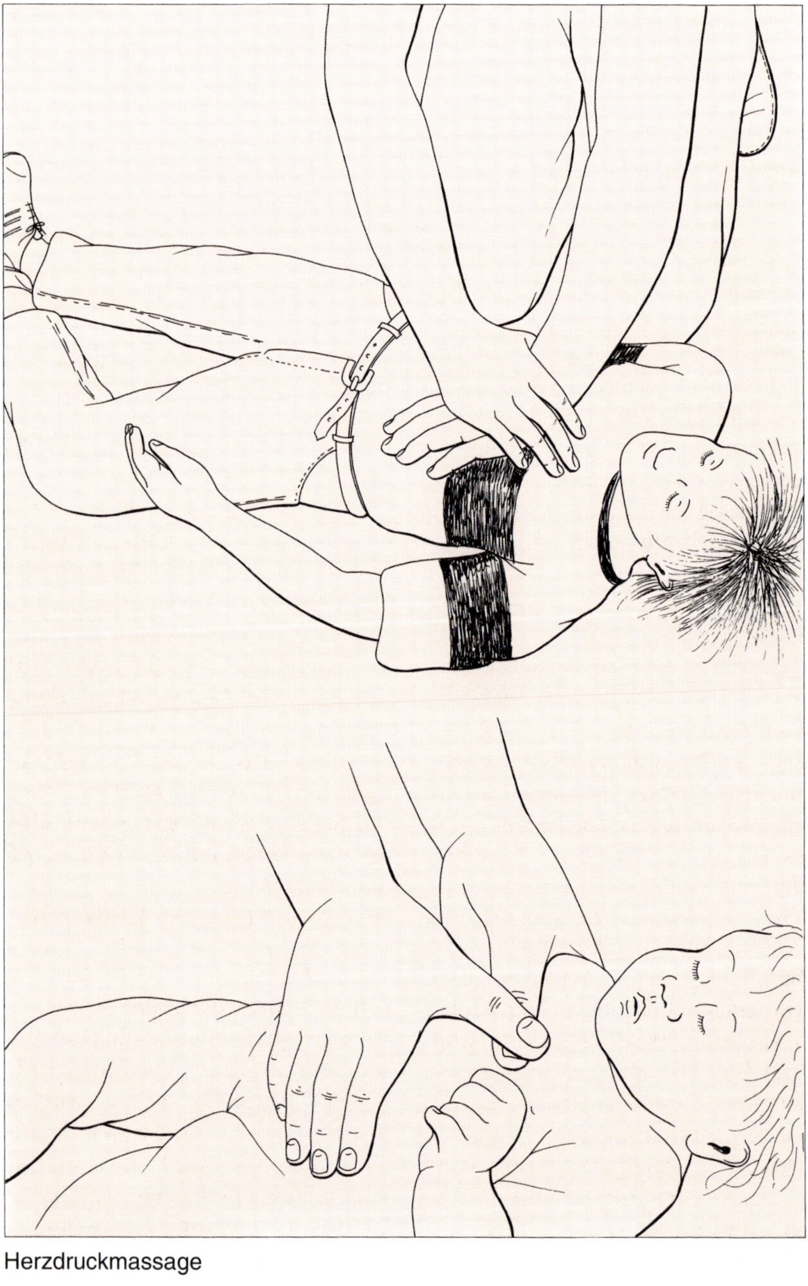

Herzdruckmassage

Bei starkem Heuschnupfen wird vorübergehend ein Antihistaminikum gegeben. Vorbeugend wirkt Cromoglicinsäure als Pulver zum Einstäuben in die Nase.

Hirnhautentzündung

(*Meningitis*)
Die Entzündung der Hirnhäute *(Meningen)* kommt bei Kindern häufiger vor als bei Erwachsenen. Die äußere harte Hirnhaut ist mit der Knochenhaut fest verwachsen. Darunter liegen die Spinngewebehaut und die weiche Hirnhaut. Zwischen diesen beiden Häuten liegt ein mit *Liquor cerebrospinalis* gefüllter Raum. Dieser Bereich ist besonders von einer Entzündung betroffen.

Hervorgerufen wird sie durch →Bakterien oder →Viren. Sie kann aber auch als Folge einer anderen Krankheit entstehen.

Bei einer **bakteriellen** Verursachung durch Meningokokken, Haemophilus influenzae oder Pneumokokken sind meistens Kleinkinder betroffen.

Die Krankheit beginnt plötzlich mit Kopfschmerzen und Erbrechen. Hohes Fieber tritt ein, das bei Säuglingen auch fehlen kann. Die Kinder sind besonders berührungsempfindlich und lichtscheu. Ein typisches Zeichen einer Meningitis ist die Nackensteifigkeit. Dabei ist es meistens nicht möglich, mit dem Kinn die Brust zu berühren. Die Muskulatur des Rückens ist völlig verkrampft und der Kopf nach hinten geneigt. Um sich aufrecht hinsetzen zu können, müssen die Arme zur Hilfe genommen werden.

Eine genaue Diagnose kann am besten im Krankenhaus getroffen werden können. Es ist auch zu empfehlen, die Behandlung dort vornehmen zu lassen. Entscheidend sind Untersuchungen von Blut und Liquor. Mit Antibiotika erreicht man, daß die Bakterien innerhalb kurzer Zeit abgetötet werden. Gleichzeitig wird die auslösende Organerkrankung behandelt. Je früher eine Behandlung vorgenommen werden kann, um so besser sind die Chancen einer völligen Heilung, denn als Folge einer Hirnhautentzündung können Hirnschäden zurückbleiben.

Einer **viralen** Hirnhautentzündung sind eher ältere Kinder und Erwachsene ausgesetzt. Diese Art der Meningitis kommt wesentlich häufiger vor, doch verläuft sie meistens gutartig und ohne Folgen. Die Krankheitszeichen dieser Meningitis sind leichter als bei einer eitrigen. Häufig ist das Mumpsvirus Verursacher dieser Krankheit.

Hirschsprungsche Krankheit

(Megacolon congenitum)
ist eine angeborene Dickdarmerweiterung. Die Ursache ist unbekannt. Die Dickdarmerweiterung beruht darauf, daß im unteren Teil des Dickdarms Nervenzellen fehlen, wodurch er sich verengt. Der Darminhalt staut sich und erweitert den oberen Darm.

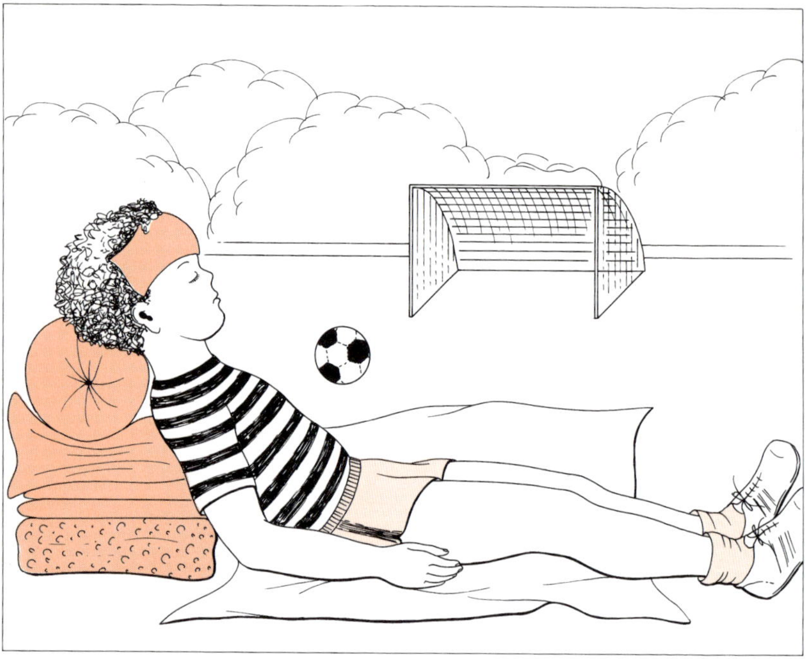

Lagerung bei Hitzschlag

Die Krankheitserscheinungen sind wie bei einer →Verstopfung.
Es ist eine lebensbedrohende Situation, die nur durch eine Operation beseitigt werden kann. Bei Neugeborenen wird dieser schwere Eingriff erst später durchgeführt, man schafft zuerst vorübergehend einen künstlichen Darmausgang.

Hitzschlag

Der Hitzschlag entsteht durch einen Wärmestau des Körpers. Durch die Überlastung des Kreislaufs kommt es zu Kopfschmerzen und möglicher Bewußtlosigkeit. Der Wärmestau kann z. B. durch zu warme Bekleidung bei Säuglingen entstehen, aber auch durch überhöhte sportliche Anstrengungen.
Die Symptome sind extrem heiße Haut und ein gedunsenes, hochrotes Gesicht. Übelkeit mit Erbrechen, hohes Fieber und Kopfschmerzen treten auf. Atemstörungen können in schweren Fällen zu Bewußtlosigkeit führen und die Herztätigkeit kann aussetzen.
Rufen Sie sofort den Notarzt und befreien Sie Ihr Kind von zu enger Kleidung. Legen Sie das Kind mit erhöhtem Oberkörper in einen kühlen Raum und machen Sie naßkalte

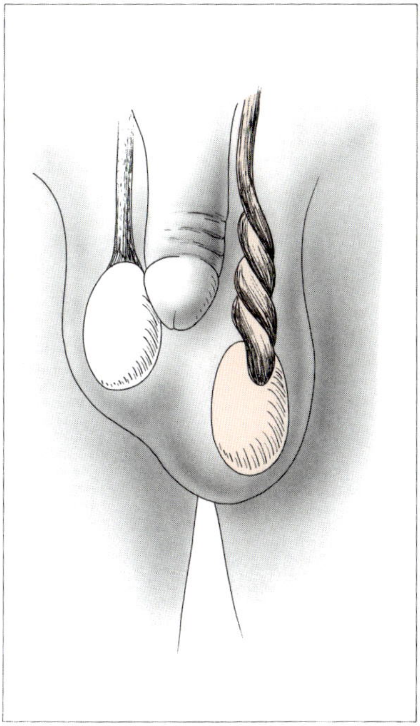

Hodendrehung

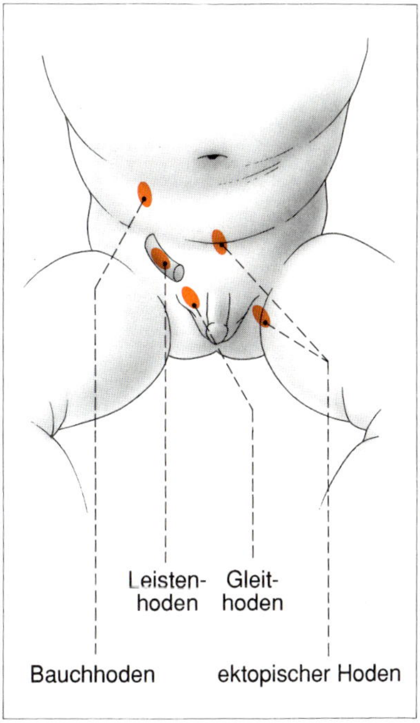

Hodenhochstand

Umschläge. Bei Bewußtlosigkeit bringen Sie Ihr Kind in Seitenlage, und bei auftretendem Atemstillstand beginnen Sie mit der künstlichen →Beatmung.

Hodendrehung

(*Hodentorsion*)
Bei einer Verdrehung des Hodens und des Samenstranges kann es zu akuten Beschwerden kommen. Eine sofortige Operation ist notwendig, um Schädigungen des Hodens zu vermeiden.
Die Verdrehung, deren Ursache unbekannt ist, führt zur Unterversorgung der Blutgefäße. Es entstehen sehr starke Schmerzen. Dem Kind wird übel und es erbricht. Häufig entsteht Fieber.

Hodenhochstand

Die Hoden entwickeln sich während der Fetalperiode in der Bauchhöhle und wandern kurz vor der Geburt durch den Leistenkanal in den Hodensack. Manchmal können sie steckenbleiben, aufgrund hormoneller Störungen in der vorgeburtlichen Phase, durch anatomische Hindernisse, aber auch durch Veranlagung.

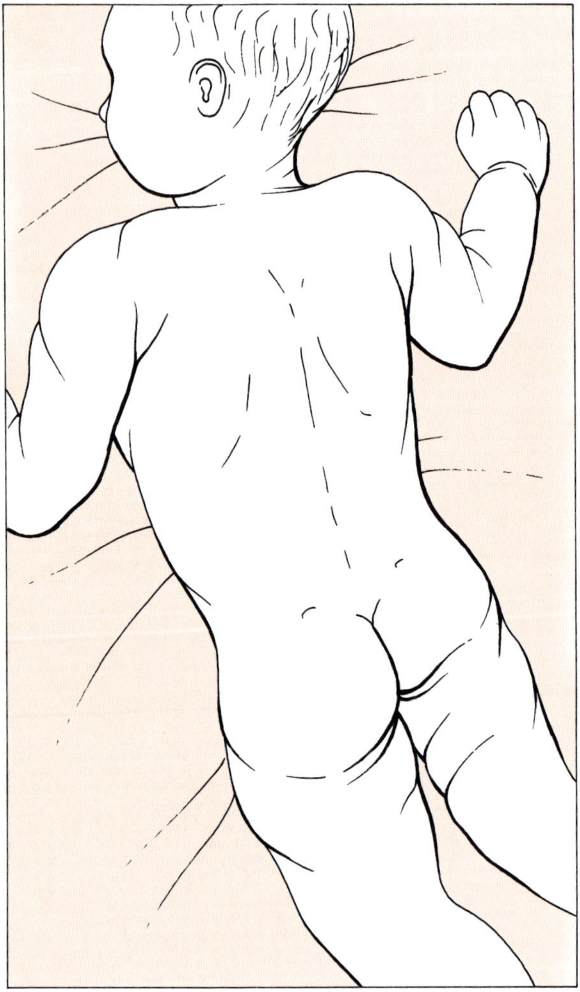

Asymmetrische Beinfalten bei Hüftdysplasie

Meistens steigen die Hoden während des ersten Lebensjahres in den Hodensack hinab. Wenn das ausbleibt, kann durch eine hormonelle Behandlung der Abstieg ausgelöst werden. Bleibt der Erfolg aus, muß durch eine Operation der oder die Hoden im Hodensack fixiert werden. Bei beidseitigem Hodenhochstand kann Unfruchtbarkeit durch mangelnde Samenbildung die Folge sein.

Hüftdysplasie

Spreizhose (oben)
Hüftluxation (unten)

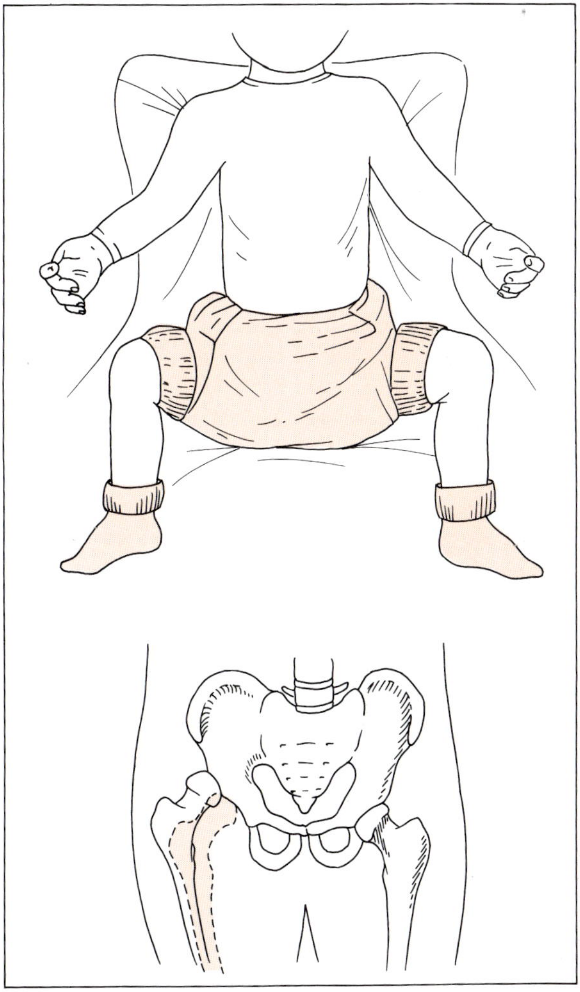

Hodentorsion

→Hodendrehung

Hodgkin-Lymphom

→Lymphknotenschwellung

Holzbock

→FSME

Hüftdysplasie

Diese Fehlbildung des Hüftgelenks ist die häufigste angeborene Mißbil-

dung des Skeletts. Die Hüftgelenkspfanne ist nur flach ausgebildet *(Dysplasie)*. Dadurch kann es dazu kommen, daß der Oberschenkelkopf aus der Hüftgelenkspfanne herausrutscht *(Luxation)*. Mädchen sind häufiger davon betroffen als Jungen. Auch eine Steißgeburt kann eine Hüftdysplasie verursachen.
Wenn sie in den ersten Lebenswochen erkannt wird, ist die Behandlung meistens erfolgreich. Äußere Zeichen sind asymmetrische Beinfalten. Die meisten Ärzte lassen alle Neugeborene mit Ultraschall (→Apparative Diagnoseverfahren), untersuchen.
Die Behandlung mit einer Spreizschale bewirkt, daß der Oberschenkelkopf in der richtigen Stellung bleibt und keinen besonderen Druckschäden ausgesetzt ist. Die unterentwickelte Hüftgelenkspfanne normalisiert sich langsam.

Husten

ist ein Reflex auf eingeatmete Fremdkörper, die dadurch aus der Luftröhre und ihren Verzweigungen entfernt werden. Der Husten selbst ist nicht gefährlich, sondern stört nur gegebenenfalls den Schlaf.
Die Ursache für den Husten kann eine →Erkältung oder →Bronchitis sein. Der Krupphusten (→Krupp) und der →Keuchhusten sind eine besondere Art des Hustens. Auch bei einer →Lungenentzündung kann Husten auftreten.

Hydrocele testis

→Wasserbruch

Hydrozephalus

→Wasserkopf

Hypothyreose

→Schilddrüsenunterfunktion

I

Ileus

→Darmverschluß

Impfungen

gehören auch in unserer Zeit immer noch zu den wichtigsten Schutz-

Alter	Art der Impfung
ab 3. Monat	Grundimmunisierung gegen Diphtherie/ Tetanus/Keuchhusten Polio-Schluckimpfung erste Impfung gegen Haemophilus influenzae
im 4. Monat	zweite Diphtherie/Keuchhusten/Tetanus-Impfung
im 5. Monat	zweite Polio-Schluckimpfung dritte Diphtherie/Keuchhusten/Tetanus-Impfung zweite Impfung gegen Haemophilus influenzae
ab 15. Monat	Schutzimpfung gegen Masern, Röteln und Mumps
ab 18. Monat	Abschluß der Grundimmunisierung gegen Diphtherie/Tetanus/Keuchhusten/Haemophilus/ und Polio-Schluckimpfung
6. Lebensjahr	Auffrischimpfung gegen Diphtherie/Tetanus
7. Lebensjahr	zweite Masern/Mumps/Röteln-Schutzimpfung
10. Lebensjahr	Auffrischimpfung gegen Polio
11. – 14.Lebensjahr	Rötelnimpfung für Mädchen (evtl. als Auffrischimpfung)

maßnahmen für Ihr Kind. Besprechen Sie mit Ihrem Kinderarzt den Impfplan (siehe Tabelle).
Es gibt zwei Arten von Impfungen: die **aktiven** Impfungen mit abgetöteten oder lebenden, in ihrer Wirkung abgeschwächten Erregern und die **passiven** Impfungen mit antikörperhaltigen Serumpräparaten.
Aktive Impfungen wirken über einen längeren Zeitraum, dagegen sind passive Impfungen nur einige Wochen wirksam.
Die aktiven Impfungen werden bereits bei Neugeborenen durchgeführt (→siehe Tabelle) und sollen durch Wiederholungen (Auffrischimpfungen) einen möglichst lebenslangen Schutz bewirken.
Passive Impfungen werden bei direkter Ansteckung, möglichst kurz danach, eingesetzt, um eine Erkrankung zu verhindern.
Die Reaktionen auf Impfstoffe sind sehr verschieden. Bei einer aktiven Impfung kann eine Schwachform der Krankheit auftreten, die aber harmlos verläuft, z. B. →Masern, →Mumps, Polio (→Kinderlähmung) →Röteln.
Die Tuberkulose-Schutzimpfung, die heute nicht mehr generell gegeben wird, sondern nur noch bei Familien mit erhöhter Ansteckungsgefahr, führt an der Injektionsstelle nach einigen Wochen zu einem Knoten. Dieser kann in ein kleines Hautgeschwür mit einer Schwellung der dortigen Lymphknoten übergehen.
Eine Impfung gegen →Keuchhusten wird wieder empfohlen, da die Krankheit in letzter Zeit wieder angestiegen ist.
Das Kombinationsserum gegen →Diphtherie, →Tetanus und Keuchhusten kann zu Fieber und Unwohlsein führen. Außerdem erfolgt eine Rötung und Schwellung an der Einstichstelle. In seltenen Fällen kommt es zu den gefürchteten Krampfanfällen (→Krämpfe), die bei einer eventuellen Erkrankung häufiger auftreten können.
Mehrfachimpfungen sind heute schon erweitert um die Impfung gegen eine *Haemophilus-influenzae-Infektion.* Diese Bakterien sind die Erreger zweier schwerer Erkrankungen, der eitrigen →Hirnhautentzündung (*Meningitis*) und der akuten →Kehldeckelentzündung (*Epiglottitis*).

Infektiöse Mononukleose

→Pfeiffersches Drüsenfieber

Influenza

→Grippe

Inhalieren

Inhalationshilfen werden für die Behandlung von →Asthma und einer →Erkältung benötigt. Die Anwendung ist relativ einfach (siehe Abbildungen).

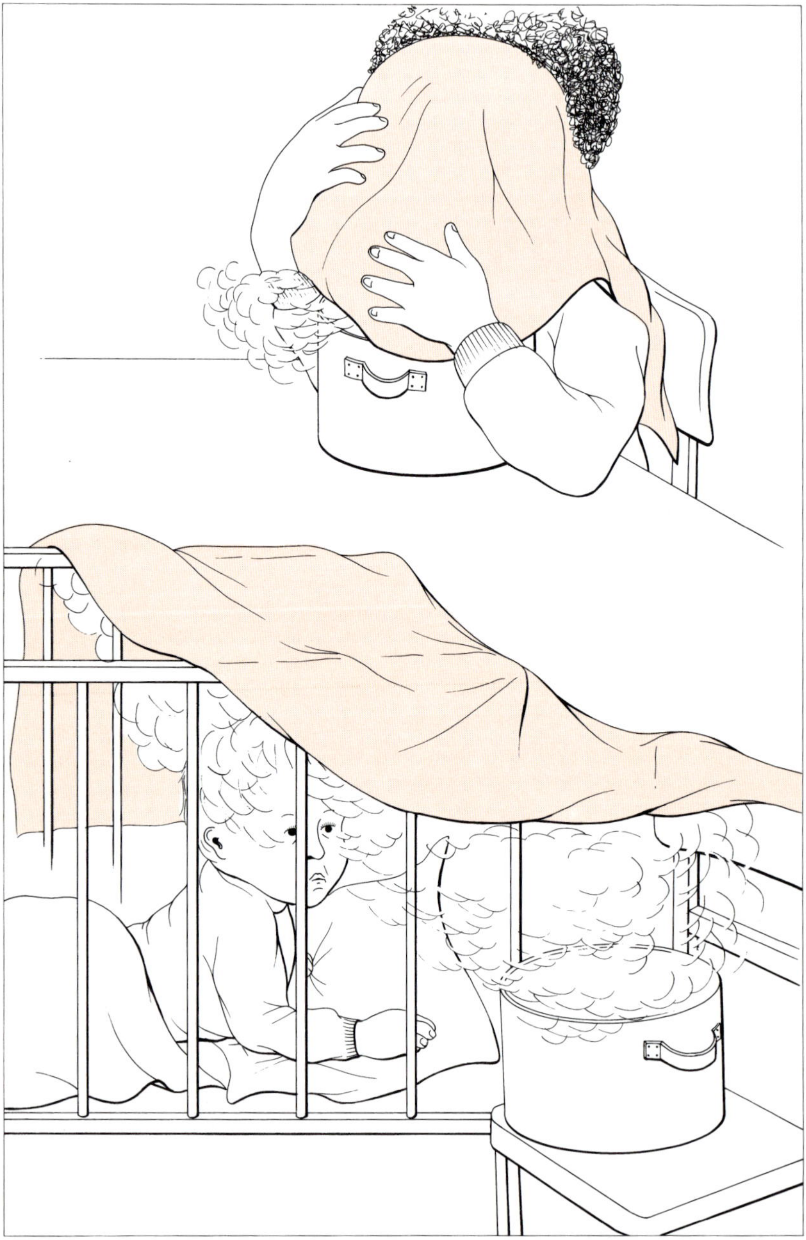

Inhalieren bei Erkältungskrankheiten

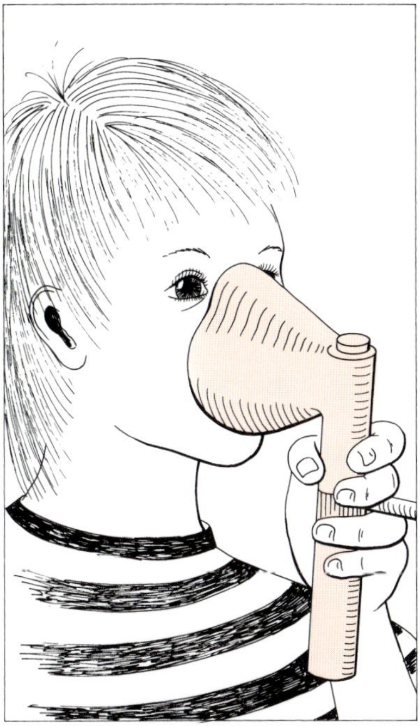

Inhaliergerät bei Asthma

Inkubationszeit

ist die Zeit von der Ansteckung bis zur Erkrankung. Diese Zeit ist recht unterschiedlich lang.
Während dieser Zeit wird die Krankheit nicht weitergegeben mit Ausnahme von →Windpocken und →Mumps.

Insektenstiche

sind im allgemeinen unangenehm, aber meistens harmlos.
Der Stich einer Wespe, Biene oder Hornisse im Mund oder Rachen kann zu starken Schwellungen der Schleimhäute führen. Dadurch kann es zu Atemstörungen und durch den Sauerstoffmangel zum Erstickungstod kommen.
Lassen Sie Ihr Kind ständig Eis lutschen oder machen Sie kalte Umschläge um den Hals.
Bei Atemstillstand führen Sie eine →Beatmung durch.

Insulin

→Zuckerkrankheit

Invagination

(Darmeinstülpung)
Man versteht darunter das Einschieben eines oberen Darmteils in einen unteren. Bei Säuglingen und Kleinkindern entsteht das durch eine zu starke Beweglichkeit des Darms. Die Ursache ist aber ungewiß. Es kommt aber auch durch bestimmte Krankheiten wie Darmentzündungen, →Mukoviszidose oder →Zöliakie zu Darmeinstülpungen.
Bei älteren Kindern können Darmgeschwülste, Darmblutungen oder Darmpolypen die Ursache für eine Invagination sein.
Sie kann in jedem Alter auftreten, am häufigsten aber zwischen dem dritten und elften Lebensmonat.
Die Darmeinstülpung beginnt mit plötzlich einsetzenden heftigen Leibschmerzen. Es sind krampfartige Schmerzen in Intervallen. Das Kind zieht die Beine an den Bauch und läßt sich nicht beruhigen. Es erbricht sich, und nach einer ersten

Stuhlentleerung kommt nur noch ein blutiger (himbeergeleeartiger) Schleim aus dem After.
Wenn sich die Invagination nicht von selbst löst, ist eine sofortige stationäre Behandlung notwendig, um die Folgen eines Darmverschlusses zu vermeiden.

K

Katarakt

(Cataracta)
→Grauer Star

Kehldeckelentzündung

(Epiglottitis)
Die Entzündung des Kehldeckels und Schwellung des oberen Kehlkopfbereichs wird durch →Bakterien (*Haemophilus influenza*e) hervorgerufen. Die Schwellung nimmt rasch zu und führt zu akuter Atemnot. Ohne Behandlung kann es zum Erstickungstod kommen.
Anfangs sind die Symptome Halsschmerzen und hohes Fieber. Erhöhter Speichelfluß zeigt, daß Ihr Kind nicht mehr schlucken kann. Die Sprache wird kloßig und versagt im weiteren Verlauf.
Das Kind gehört in sofortige Intensivpflege im Krankenhaus. Die bakterielle Infektion wird durch ein Antibiotikum behandelt.

Kehlkopfentzündung

(Laryngitis)
Die Kehlkopfentzündung tritt meistens infolge eines grippalen Infektes auf, der durch →Viren verursacht wird.
Sie beginnt mit einem Kratzen im Hals, und die Stimme wird heiser.
Die Behandlung wird wie beim →Krupp durchgeführt.

Kephalhämatom

→Geburtsverletzungen

Keuchhusten

(Pertussis)
Eine durch →Bakterien hervorgerufene Atemwegserkrankung, die ansteckend ist. Die Ansteckung erfolgt durch Tröpfchen und kommt bei Säuglingen und Kleinkindern vor, die dagegen nicht geimpft worden sind. Die Inkubationszeit liegt zwischen ein bis drei Wochen. Im Säuglingsalter ist der Keuchhusten eine lebensbedrohende Infektionskrankheit, die langwierig verläuft.
Der Husten beginnt anfänglich wie bei einer →Bronchitis. Es kann leichtes Fieber auftreten.
Im weiteren Verlauf wird der Husten heftiger, und es kommt zu andauernden Hustenanfällen, die besonders nachts auftreten und auf ihrem Höhepunkt zum →Erbrechen führen. Lassen Sie Ihr Kind in einem solchen Zustand niemals allein, auch nachts nicht, weil das Kind an dem Erbrochenen ersticken kann.
Diese schwere Phase kann vier bis sechs Wochen anhalten, und es können bis zu 50 Anfälle innerhalb von 24 Stunden vorkommen.
Besondere Komplikationen sind durch eine →Lungenentzündung, besonders im Säuglingsalter, zu erwarten. Außerdem kann es zu Nasenbluten und durch das kräftige Husten zu einem Leistenbruch (→Hernien) kommen.
Die Behandlung bei Säuglingen

sollte besser in einem Krankenhaus vorgenommen werden. Ältere Kinder sollten an die frische Luft, müssen aber von anderen Kindern ferngehalten werden. Die Gabe von Antibiotika vermindert zwar die Ansteckungsfähigkeit, kürzt aber im allgemeinen die Dauer der Erkrankung nicht ab.
Die Nahrung sollte am besten nach einem Hustenanfall genommen werden, weil eine spätere Nahrungsaufnahme wieder zu Hustenanfällen führt. Geben Sie Ihrem Kind häufiger kleine Portionen mit vitamin- und kalorienreicher Kost.

Knochenbrüche

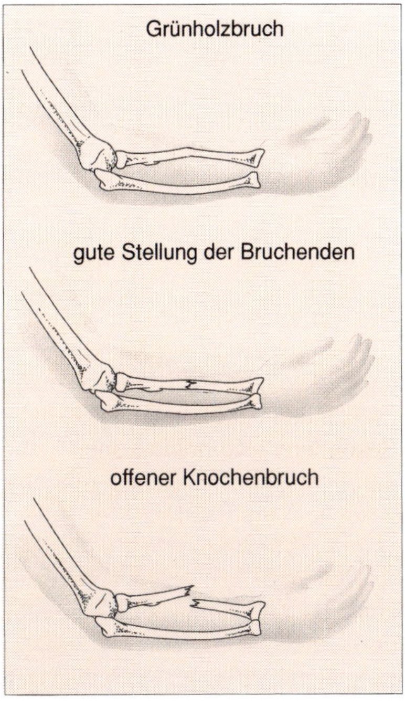

Kinderlähmung

(Poliomyelitis)
Sie wird durch →Viren verursacht, tritt aber infolge der Vorbeugungsmaßnahmen (Polio-Schluckimpfung) so gut wie nicht mehr auf.
Eine Impfmüdigkeit der Bevölkerung ist in diesem Fall besonders gefährlich, da die Krankheit früher oft tödlich endete.

Klumpfuß

→Fußschäden

Knick-Plattfuß

→Fußschäden

Knick-Senkfuß

→Fußschäden

Knochenbrüche

(Frakturen)
entstehen durch äußere Gewalteinwirkung beim Spielen oder beim Sport, aber auch durch Unfälle, z.B. im Straßenverkehr.
Bei kleineren Kindern kommt es häufig zu einer sogenannten *Grünholzfraktur.* Dabei wird die Knochenhaut nicht verletzt, was die Heilung sehr begünstigt.
Knochenbrüche sind nicht leicht festzustellen. Am besten lassen Sie durch einen Arzt die genaue Diagnose stellen, um durch sofortige fachliche Maßnahmen keine Dauer-

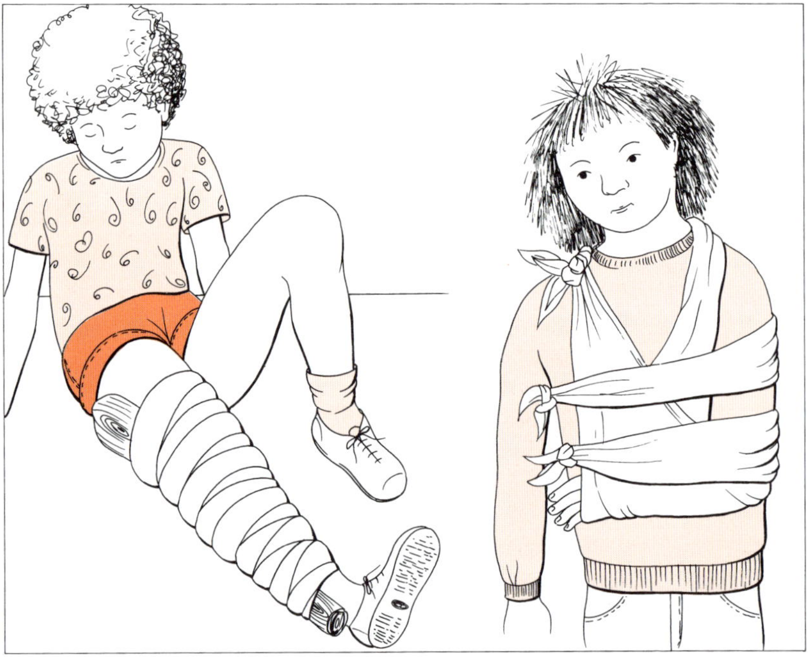

Ruhigstellung bei Knochenbrüchen

schäden entstehen zu lassen. Besonders sichere Zeichen eines Knochenbruchs sind sichtbare Formveränderungen des verletzten Gliedes oder eine abnorme Beweglichkeit. Versorgen Sie den Körperteil mit einer Schiene zur Ruhigstellung, um die Schmerzen zu lindern.
Bei einem offenen Bruch ist die Gefahr einer Infektion gegeben. Versorgen Sie die Wunde mit einem keimfreien Verband.
Sollte der Verdacht auf eine Wirbelsäulenverletzung bestehen, dürfen Sie die Lage des verletzten Kindes nicht verändern und müssen auf den Notarzt warten. Wärmen Sie das Kind, sofern es sich in der freien Natur befindet, mit einer Decke.

Knochenmarkentzündung

→Osteomyelitis

Koma

→Bewußtlosigkeit

Konjunktivitis

→Augenbindehautentzündung

Kopflaus

(Pediculus humanus capitis)

Kopfläuse sind blutsaugende Parasiten und kommen bei Kindern immer häufiger vor, unabhängig vom sozialen Milieu. Die grauweißen und winzigen Insekten werden durch engen körperlichen Kontakt übertragen.

Durch das Jucken, verursacht durch den Läusebiß, beginnt sich das Kind am Kopf zu kratzen. Das ist ein sicheres Zeichen vorhandener Läuse. Man erkennt sie am besten mit einer Lupe.

Die Behandlung ist durch äußere Anwendung denkbar einfach. Die Eier werden durch Auskämmen entfernt. Es gibt mehrere Medikamente, die man genau nach Anweisung anwendet. Danach waschen Sie die Haare mit einem Shampoo und fügen dem Spülwasser ein wenig Essig zu.

Beachten Sie bitte, daß ein Kind mit Läusen nicht in die Schule oder den Kindergarten gehen darf.

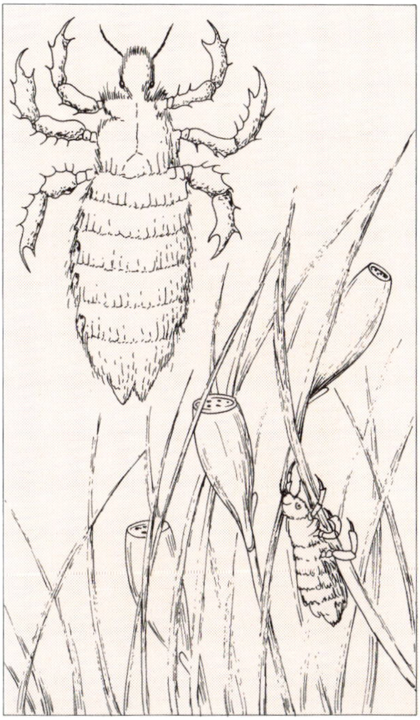

Kopflaus

Kopfschmerzen

→Migräne

Kopfschwartenhämatom

→Geburtsverletzungen

Körpergewicht

hat eine Beziehung zur Länge des Körpers. Es ist nicht nur abhängig von der Fettmenge, sondern auch von der Ausbildung der Muskulatur und dem Knochenbau.

Ein normal ausgetragenes Neugeborenes wiegt bei der Geburt ca. 3,4 kg. Schwankungen bis zu 1 kg nach oben und unten können auftreten. Jungen sind im allgemeinen schwerer als Mädchen. Das Gewicht der Säuglinge nimmt in den ersten Tagen ab, weil sie in dieser Zeit wenig Nahrung aufnehmen und dazu noch Wasser und Darminhalt abgeben. Es ist auch verständlich, daß das Gewicht durch Krankheiten, psychische Belastungen und Überanstren-

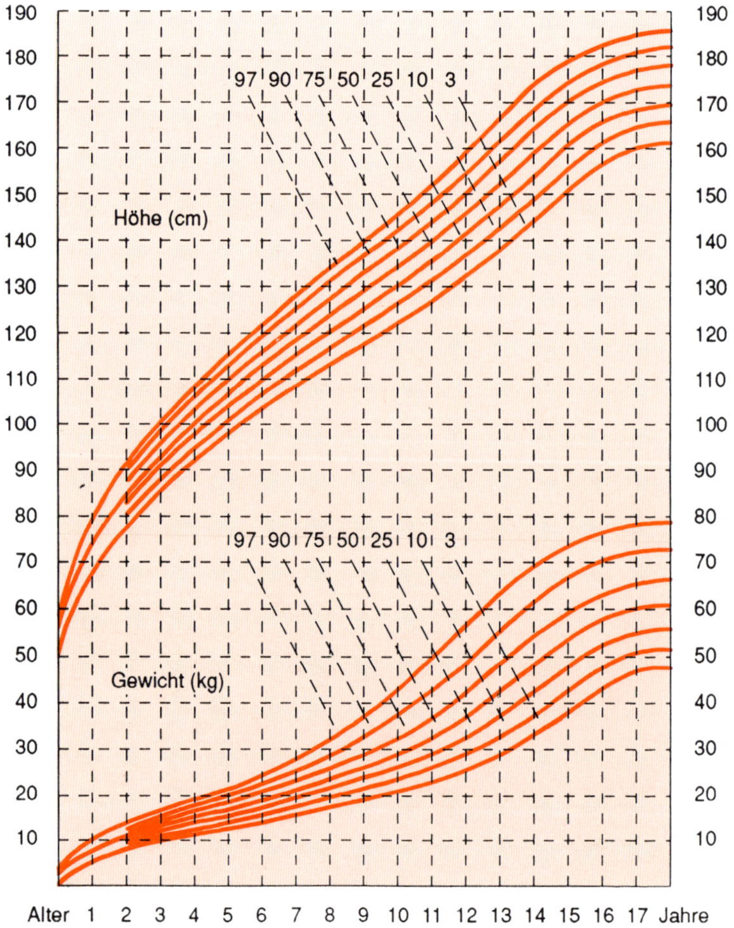

Körperlänge und -gewicht bei Jungen

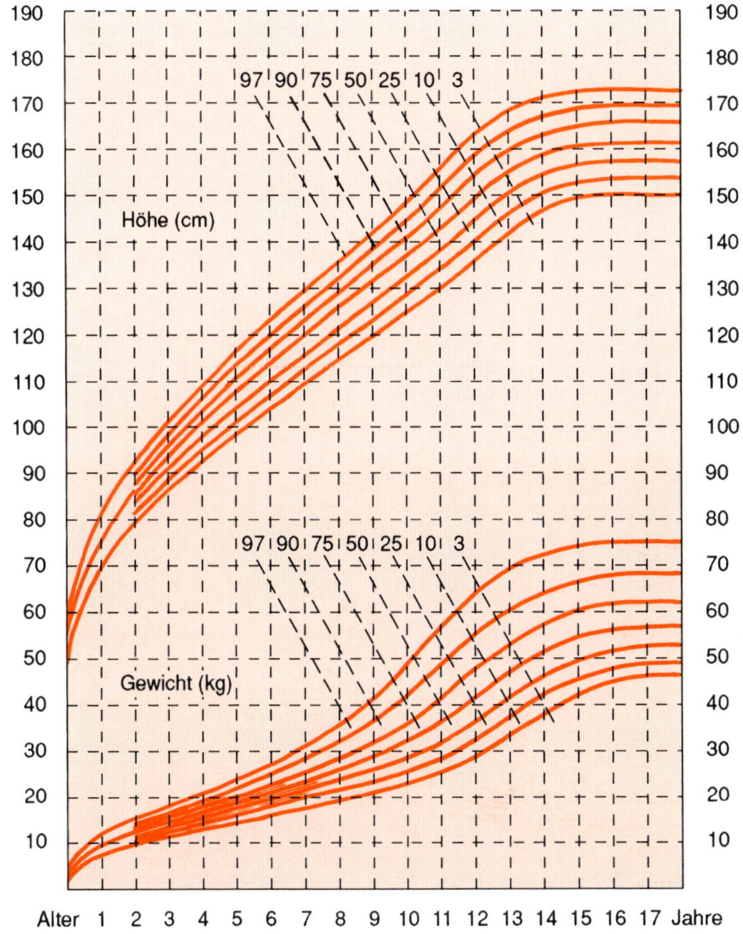

Körperlänge und -gewicht bei Mädchen

gungen Schwankungen unterworfen ist. Es ist daher ratsam, eine Gewichtskurve für das Kind anzulegen und sie immer mit einer Normkurve zu vergleichen.
Nach etwa zehn Tagen wird das Geburtsgewicht wieder erreicht. Danach beträgt die tägliche Gewichtszunahme etwa 20 g. Im zweiten Vierteljahr beträgt die Zunahme etwa 15 g, im dritten Vierteljahr etwa 10 g und im vierten Vierteljahr etwa 5–10 g pro Tag.
Das Geburtsgewicht wird in etwa fünf Monaten verdoppelt. Nach einem Jahr hat es sich verdreifacht.

Krämpfe

haben die unterschiedlichsten Gründe. Es gibt Krampfanfälle, zerebrale Anfälle, Epilepsie oder epileptische Anfälle und Fieberkrämpfe.
Im frühen Kindesalter kommen **Krampfanfälle** bei fieberhaften Erkrankungen relativ häufig vor. Ein **Fieberkrampf** tritt meist zu Beginn einer Krankheit auf, während das Fieber rasch ansteigt. Er ist bei bakteriellen wie auch bei viralen Infektionen möglich, z.B. bei Erkrankungen der Atemwege, des Darms und der Harnwege, und nach aktiven Impfungen. Ein Fieberkrampf kann das Symptom einer **Epilepsie** sein, jedoch ist das Risiko sehr gering.

Krätze

ist eine Infektion, die durch die Krätzmilbe hervorgerufen wird. Die

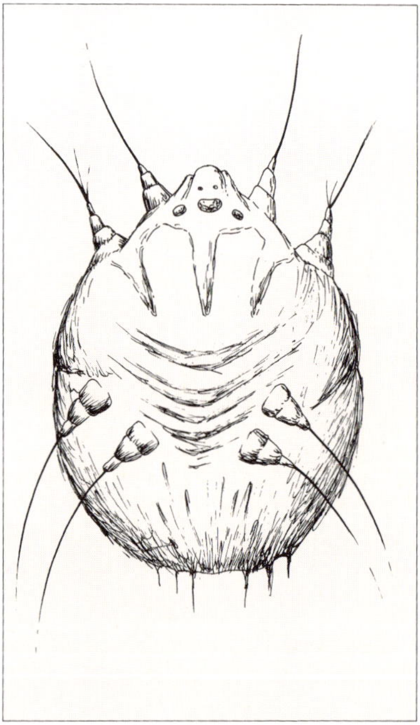

Krätzmilbe

Übertragung erfolgt durch Kontakt, besonders Familieninfektionen kommen daher häufiger vor.
Das Krankheitsbild ist geprägt von starkem Juckreiz. Die Haut ist zerkratzt. Bei Babys zeigen sich auf der Haut wäßrige Bläschen, bei älteren Kindern bilden sich Knötchen. Die Diagnose kann wegen der verschiedenen Erscheinungsbilder schwierig werden. Am häufigsten sind Gelenkbeugen, die Zwischenräume der Finger, Oberschenkel und äußere Geschlechtsteile betroffen. Bei kleineren Kindern und Babys können auch die Handflächen, Fußsohlen und der Hals befallen sein.

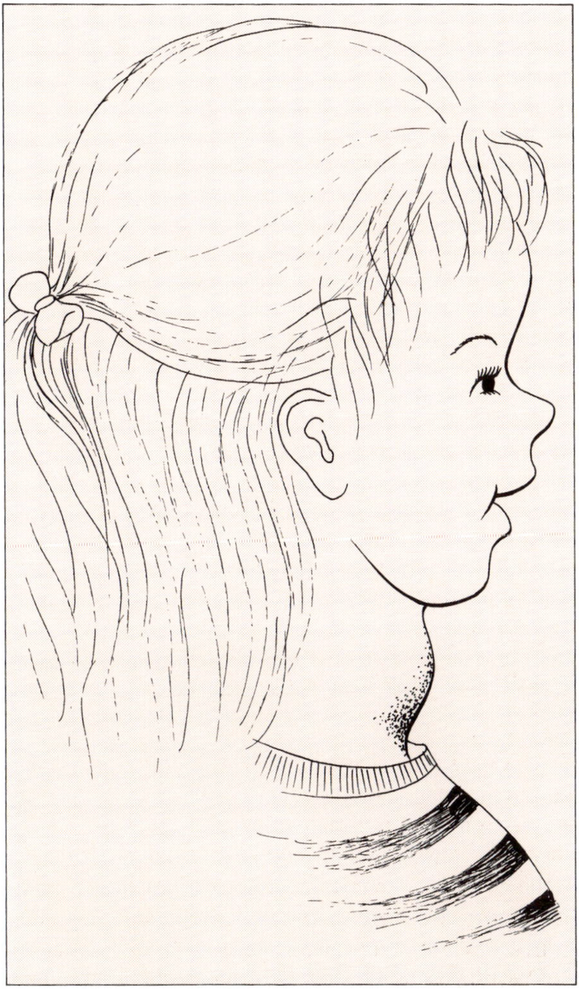

Kropfbildung

Eine Behandlung erfolgt durch Einreiben mit Hexachlorcyclohexan, am besten nach einem Bad. Nach weiteren Anwendungen am nächsten und übernächsten Tag sind die Milben abgetötet, obwohl der Juckreiz noch längere Zeit anhält.

Kropf

(Struma)

Eine Kropfbildung entsteht durch eine Unterfunktion der Schilddrüse aufgrund von Jodmangel. In Jodmangelgegenden wie z. B. Süddeutschland treten solche Erschei-

nungen besonders häufig auf. Durch den Mangel an Jod, wenn nicht genügend durch die Nahrung aufgenommen wird, kommt es zur Gefäßerweiterung, um dem Körper die notwendigen Hormone bereitzustellen. Die Vergrößerung der Schilddrüse (Kropf) kann sich nach außen, aber auch nach innen ausbilden und zu Atembeschwerden führen. Wenn sich das Gewebe hinter dem Brustbein ausbreitet, kann dadurch der Blutrückfluß zum Herzen behindert werden.
Eine vorbeugende Maßnahme bei festgestellter Unterfunktion der Schilddrüse ist die vermehrte Gabe von Jod über jodierte Salze, die überall zu haben sind.
Zur Behandlung stehen synthetische Hormone zur Verfügung. In besonderen Fällen wird es notwendig sein, mit einem operativen Eingriff die Schilddrüse zu entfernen.

Krupp

ist die Bezeichnung einer Atemnot, die durch eine bakterielle Entzündung der oberen Atemwege (→Diphtherie) hervorgerufen wird. Durch die Vorbeugungsmaßnahmen (→Impfungen) kommt es heute kaum noch zum echten Krupp, man bezeichnet daher die durch Viren bedingte Schleimhautentzündung als **Pseudo-Krupp.**
In bestimmten Regionen ist eine Zunahme der Erkrankungsfälle durch eine hohe Schadstoffkonzentration festzustellen. Außerdem kommt eine jahreszeitliche Häufung in den Herbstmonaten hinzu. Kinder im Alter von sechs Monaten bis zu drei Jahren sind am häufigsten betroffen, Jungen häufiger als Mädchen.
Die Erkrankung fängt mit Schnupfen und Halsweh an. Leichtes Fieber kommt hinzu. In der Nacht treten plötzlich Atembeschwerden auf, die Stimme wird heiser, und es kommt zu einem bellenden Husten. Der allgemeine Zustand ist in der Regel nicht besonders beeinträchtigt. Im weiteren Verlauf wird jede Einatmung hörbar, die Kinder werden unruhig, können nicht mehr stilliegen. Der Mangel an Sauerstoff führt zu blauen Lippen und einer blaßblauen Hautfärbung.
Dieses Krankheitsbild deutet auf eine besondere Gefährdung hin und gehört in sofortige ärztliche bzw. Krankenhausbehandlung.
Sorgen Sie während der Wartezeit auf den Arzt dafür, daß sich feuchtkalte Luft im Zimmer befindet, und versuchen Sie, das Kind zu beruhigen. Geben Sie Ihrem Kind etwas zu trinken, das kann sehr nützlich sein.
In leichteren Fällen tritt schon eine Besserung ein, wenn sich das Kind auf dem Balkon oder im Garten aufhalten kann.
Neben den physikalischen Maßnahmen wie Frischluft oder Inhalieren wird der Arzt Kortisonpräparate zum Abschwellen der Schleimhäute verabreichen, die Sie immer für Notfälle im Haus haben sollten, da Ihr Kind mehrmals einen **Krupphusten** bekommen kann.

Kuhmilchunverträglichkeit

führt besonders in den ersten Lebensmonaten bei der Umstellung der Nahrung zur Gefährdung. Die Kinder können das Kuhmilcheiweiß nicht vertragen. Es ist noch ungewiß, ob es sich hierbei um eine allergische Reaktion handelt. Geben Sie Ihrem Kind statt dessen Sojamilch. Später wird die Kuhmilch besser vertragen.

Kyphose

→Wirbelsäulenerkrankungen

L

Laryngitis

→Kehlkopfentzündung

Leistenbruch

→Hernien

Leukämie

Die Ursache ist bisher unbekannt. Es entsteht eine Wucherung von krankhaften Blutzellen im Knochenmark, die die normale Bildung von Blutzellen behindert. Dadurch entstehen massenhaft weiße Blutzellen.
Begünstigt wird die Entstehung durch einen vorhandenen Immunmangel, ein Down-Syndrom oder ionisierende Strahlen (radioaktive Strahlung, Tschernobyl).
Unterschieden wird zwischen den **akuten Leukämien**, die ohne Behandlung früher nach kurzer Zeit zum Tod führten, und den **chronischen Leukämien**, die über viele Jahre bestehen können.
Die Symptome bei den akuten Leukämien sind gleich. Es ist aber wichtig für die Therapie, zu wissen, welche Form der Erkrankung vorliegt.
Bei einer **akuten lymphoblastischen Leukämie** (ALL) haben sich die Lymphozyten stark vermehrt, während bei einer **akuten myeloischen Leukämie** (AML) sich vermehrt Granulozyten im Blut bzw. Knochenmark befinden.
Oft sind Blässe und schnelle Ermüdung die ersten Zeichen der Erkrankung. Es kann leichtes Fieber auftreten. Vergrößerungen der Lymphknoten sind festzustellen, und es kommt häufig zu schwerem Nasenbluten, das Zahnfleich ist geschwollen und blutig. Blutergüsse treten schon bei geringen äußeren Einflüssen auf. Im weiteren Verlauf kommt es zu Gelenk- und Gliederschmerzen. Es können sich auch krankhafte Zellen im Gehirn ausbreiten, dann kommt es zu Kopfschmerzen und Erbrechen sowie zu Nackensteifigkeit und Benommenheit.
Die Diagnose der Leukämie wird durch eine mikroskopische Untersuchung des Knochenmarks gesichert.
Ihr Kind gehört bei den ersten Anzeichen zur sofortigen Behandlung in ein pädiatrisch-onkologisches Zentrum oder in ein Krankenhaus mit einer Fachabteilung für Onkologie.
Das Ziel der Behandlung ist es, alle Leukämiezellen zu vernichten. Dazu erhält das Kind zellteilungshemmende Medikamente (*Zytostatika*) in wohldosierter Form, um nicht auch gesunde Zellen zu schädigen. Erst bei der anschließenden Intervallbehandlung werden die Leukämiezellen restlos beseitigt.
Eine Schädelbestrahlung wird nur bei einem erhöhten Risiko für einen Rückfall durchgeführt. Bei einem möglichen Hodenbefall wird eine Bestrahlung des befallenen Hodens vorgenommen.
Die erfolgreiche Behandlung der letzten zehn Jahre hat zu intensivem Erfahrungsaustausch zwischen den Kinderkliniken geführt. Die daraus

entstandenen Therapie-Protokolle sind Behandlungsrichtlinien für die Kombination und Reihenfolge der Medikamente und einer Bestrahlungstherapie.
Die Aussichten auf Heilung sind heute gut. Im Durchschnitt werden von fünf Kranken vier geheilt.

Die Behandlung ist langwierig und kann auch ambulant fortgesetzt werden. Sie erfordert Geduld und Rücksichtnahme innerhalb der Familie.

Lippen-Kiefer-Gaumen-Spalten

sind angeborene Fehlbildungen, die

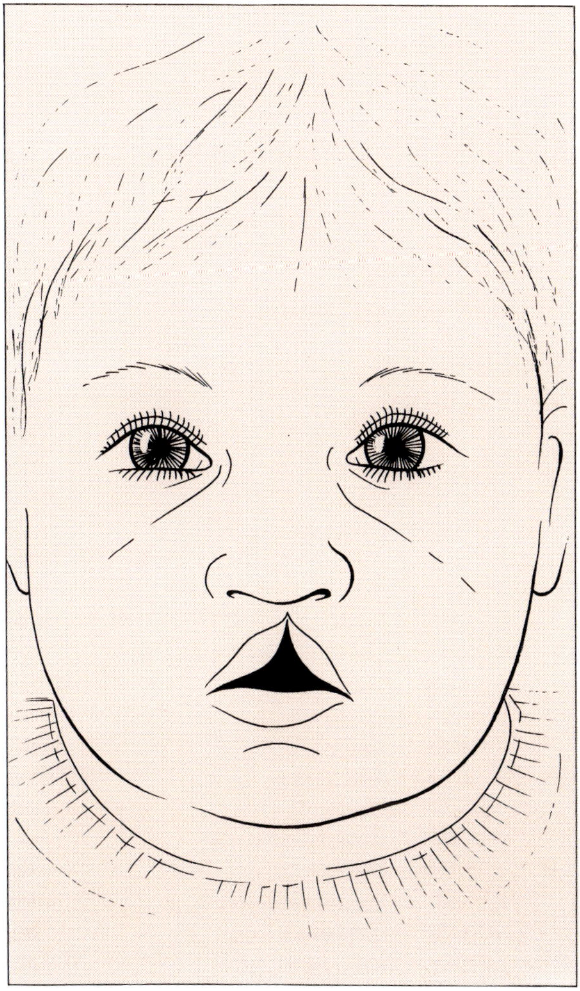

Lippenspalte

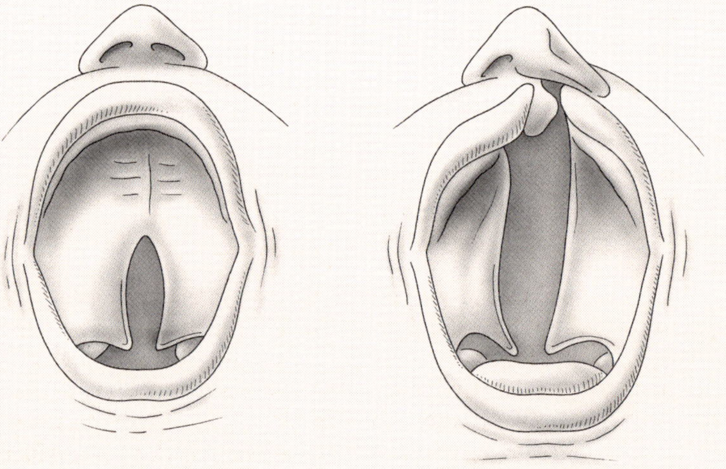

Lippen-Kiefer-Gaumen-Spalten

ein- und beidseitig auftreten können. Inwieweit äußere Einflüsse während der dritten bis achten Schwangerschaftswoche eine Spaltbildung verursachen, ist unbekannt.

Es können entweder nur Lippenspalten (Hasenscharte) bzw. Gaumenspalten auftreten oder auch Kombinationen.

Die Häufigkeit einer Spaltbildung liegt bei 1–2 Promille von 1000 Neugeborenen. Sie ist auf erbliche Faktoren zurückzuführen und tritt familiär gehäuft auf. Eine kombinierte Spaltbildung kommt bei Jungen häufiger vor als bei Mädchen. Diese sind mehr betroffen von einer isolierten Gaumenspalte, die aber seltener vorkommt.

Eine **Lippenspalte** befindet sich immer seitlich der Gesichtsmittellinie. Wenn sie sehr klein ist, befindet sich nur eine kleine Kerbe im Lippenrot. Oft aber reicht die Spalte bis in den Nasenboden und Oberkiefer hinein und führt zu Deformationen von Zähnen bzw. fehlenden oder überzähligen Zähnen. Der Nasenflügel ist abgeflacht.

Eine **Gaumenspalte** trennt entweder nur den weichen Gaumen oder nur das Zäpfchen, kann aber auch den harten Gaumen trennen.

Eine **kombinierte Lippen-Kiefer-**

Gaumen-Spalte kann ebenfalls verschieden ausgeprägt sein. Wenn sie doppelseitig auftritt, kommt es häufig zu Schluckbeschwerden. Die Kinder erkranken oft an einer Mittelohr- oder Lungenentzündung. Bei häufiger Mittelohrentzündung besteht die Gefahr der Schwerhörigkeit und damit verbunden treten Schwierigkeiten beim Sprechenlernen auf.
Das Ziel einer Behandlung ist es, möglichst schnell ein normales Aussehen zu erreichen. Eine Lippen-Kiefer-Spalte kann schon im ersten Lebensjahr chirurgisch behandelt werden. Auch eine weiche Gaumenspalte kann schon ab dem sechsten Monat geschlossen werden, damit die Sprachentwicklung nicht behindert wird. Die Operation einer harten Gaumenspalte sollte erst später vorgenommen werden, möglichst aber vor dem Sprechenlernen und spätestens vor der Einschulung. Die Durchführung dieser plastischen Operation ist durch mehrere Eingriffe geprägt, um ein befriedigendes Ergebnis zu erzielen. Die Behandlung einer Lippen-Kiefer-Gaumen-Spalte wird in der Regel erst nach dem zweiten Jahrzehnt abgeschlossen sein, da der Gesichtsschädel erst dann ausgewachsen ist und die restlichen Korrekturen vorgenommen werden können. Dank der fortgeschrittenen plastischen und kosmetischen Operationstechnik ist eine vollständige Korrektur möglich geworden.

Liquor cerebrospinalis

ist ein Nervenwasser, das den Raum zwischen der Spinngewebehaut und der weichen Hirnhaut ausfüllt (→Hirnhautentzündung). Es befindet sich außerdem im Wirbelkanal (→Lumbalpunktion).

Lumbalpunktion

ist eine Untersuchungstechnik zur Entnahme von Gehirn- und Rückenmarksflüssigkeit (→Liquor cerebrospinalis. Durch Einstechen einer Hohlnadel in den Wirbelkanal zwischen zwei Lendenwirbeln kann die Flüssigkeit entnommen werden. Diese Entnahme dient der sicheren Diagnose der →Hirnhautentzündung) und →Gehirnentzündung.

Lordose

→Wirbelsäulenerkrankungen

Lungenentzündung

(Pneumonie)
wird durch Bakterien (Pneumokokken, Haemophilus) oder Viren verursacht. Am häufigsten kommt aber eine bakterielle Entzündung vor. Eine Lungenentzündung entsteht aber auch durch eine Abwehrschwäche des Körpers (→Down-Syndrom, →AIDS) oder →Leukämie.
Bei Masern wird sie meistens durch eine bakterielle Zweitinfektion hervorgerufen. Durch andere Viren

verursachte Entzündungen kommen selten vor. Eine angeborene Lungenentzündung tritt auf, wenn bei einem vorzeitigen Blasensprung das Fruchtwasser vor der Geburt mit Bakte- rien infiziert wurde.
Die wichtigsten Symptome einer Lungenentzündung sind hohes Fieber, Appetitlosigkeit, Kopf- und Brustschmerzen. Es kommt zu trokkenem Husten und einer oberflächlichen Atmung. Die mangelnde Sauerstoffversorgung führt zu bläulich verfärbten Lippen. Im weiteren Verlauf kommt es zu eitrigem Auswurf, der von Kleinkindern verschluckt wird.
Da häufig Bakterien die Ursache für eine Lungenentzündung sind, wird mit einer antibiotischen Behandlung begonnen. In schweren Fällen wird ein Krankenhausaufenthalt nötig sein. Eine ärztliche Versorgung ist in jedem Fall notwendig.
Bei hohem Fieber werden fiebersenkende Medikamente verabreicht. Wegen der erschwerten Atmung ist es angebracht, den Oberkörper des Kindes etwas höher zu lagern, den Kopf leicht nach unten geneigt. Dadurch wird die Atmung erleichtert. Geben Sie dem Kind vermehrt zu trinken und sorgen Sie für frische Luft.
Die Behandlungsdauer liegt zwischen einigen Tagen und etwas mehr als einer Woche.

Luxation

→Verstauchungen/Verrenkungen

Lymphknotenschwellung

Die Lymphknoten dienen im Verbund mit der Lymphe zur Abwehr von Krankheiten. Es sind bohnengroße Gebilde, die meistens dicht unter der Haut liegen, z. B. vor und hinter den Ohren, seitlich am Hals, seitlich unter dem Kinn, in den Achselhöhlen und in den Leistenbeugen. Bei ihrer Arbeit, Krankheitserreger aus der Lymphe herauszufiltern, können sie anschwellen und berührungsempfindlich werden.
Bei einer allgemeinen Erkrankung des Körpers schwellen alle Lymphknoten an.
Beim Anschwellen von einzelnen Lymphknoten liegt eine lokale Infektion vor.
Werden sie überfordert, so kommt es zu einer **Entzündung** der Lymphknoten (*Lymphadenitis*) und später zu einer **Vereiterung** (*Lymphknotenabszeß*).
Im allgemeinen ist eine besondere Behandlung nicht notwendig, weil eine Lymphknotenschwellung das Zeichen einer anderen Erkrankung ist, der man auf den Grund gehen muß.
Tritt eine Schwellung ohne weitere Krankheitszeichen auf, muß durch eine Diagnose festgestellt werden, ob nicht bösartige Prozesse vorliegen.
Ein **Hodgkin-Lymphom** ist ein bösartiger Tumor. Meistens tritt nur Fieber auf und der Beginn ist schmerzlos. Kinder sind seltener betroffen als Jugendliche. Die Vergrö-

Lage der wichtigsten Lymphknoten

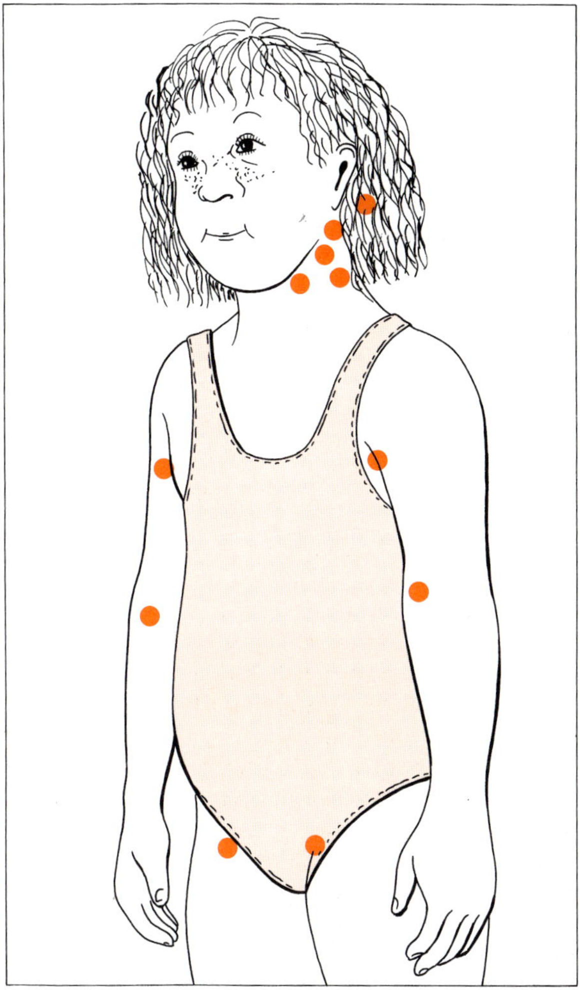

ßerung des Lymphknotens an einer Halsseite ist das Frühstadium, später breitet sich die Erkrankung in der Milz und weiteren Organen aus. Dank der Fortschritte in der Strahlen- und Chemotherapie ist heute bei einer Früherkennung in den meisten Fällen eine Heilung möglich.

Eine ebenfalls bösartige Erkrankung ist das **Non-Hodgkin-Lymphom**. Es kommt in allen Altersstufen vor und betrifft vorwiegend Jungen.

Das Krankheitsbild dafür sind Bauchschmerzen und starker Husten. Es treten Lymphknoten-

schwellungen am Hals und im Kopfbereich auf.
Bei einer Früherkennung sind die Heilungsaussichten gut.

Lymphogranulomatose

(Hodgkin-Lymphom)
→Lymphknotenschwellung

M

Magen-Darm-Infektion

→Durchfall

Magenpförtnerkrampf

(hypertrophische Pylorusstenose) ist kein Krampf, sondern eine zu stark entwickelte Ringmuskulatur am Magenausgang. Etwa 3 Promille der Neugeborenen erkranken daran. Die aufgenommene Speise kann den Magen in Richtung Zwölffingerdarm nicht verlassen. Die Folge davon ist ein explosionsartiges Erbrechen nach der Mahlzeit oder auch etwas später. Das Kind hat keinen Stuhl und kaum Urin. Durch Ultraschall oder Röntgen (→Apparative Diagnoseverfahren) kann eine gesicherte Diagnose gestellt werden. Die Operation bringt schnelle Heilung.

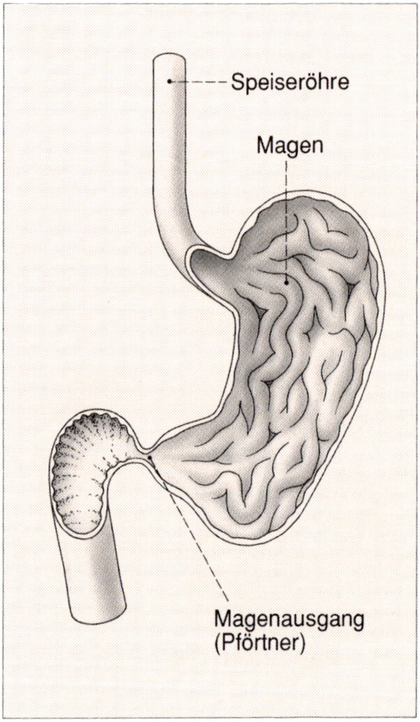

Magenpförtner

Magersucht

liegt vor, wenn das Kind 25% seines Gewichts verloren hat bzw. das Durchschnittsgewicht um 20% unterschreitet. Die Ursache kann eine Organerkrankung (chronische Infektionen, Geschwulstleiden, Hormonkrankheiten) oder eine seelisch bedingte Magersucht *(Anorexia nervosa)* sein, von der vorwiegend Mädchen und junge Frauen betroffen sind. Die seelischen Ursachen liegen häufig in einer Störung der Persönlichkeitsentwicklung, in Problemen innerhalb der Familie (Scheidung) oder einem falschen Schlankheitsideal.

Bei einer Organerkrankung treten außer der Abmagerung noch andere Krankheitsbilder auf und können nach genauer Diagnose entsprechend behandelt werden.

Bei einer psychogenen Magersucht dagegen ist eine Behandlung recht schwierig. Sie sollten frühzeitig einen Kinderpsychiater aufsuchen, damit sich das Krankheitsbild nicht ausprägen kann. Bei sehr starkem Gewichtsverlust und absoluter Essensverweigerung durch künstlich hervorgerufenes Erbrechen z. B. ist ein Krankenhausaufenthalt erforderlich, um die Ernährung intravenös fortzusetzen.

Die Weiterbehandlung mit einer Psychotherapie ist oft langwierig und kann Jahre dauern. Sie fordert Geduld und Einfühlungsvermögen von allen Familienangehörigen.

Mandelentzündung

(Angina, Tonsillitis)
Die Gaumenmandel hat eine wichtige Funktion innerhalb des lymphatischen Systems. Sie hat krankheitserregende Fremdstoffe abzufangen und die körpereigene Immunität zu aktivieren. Besonders im Kindesalter tritt häufig eine Entzündung der Gaumenmandeln auf.
Die Ursache können Viren oder Bakterien sein. Bei einer viralen Erkrankung (**katarrhalische Angina**) können die Mandeln in Mitleidenschaft gezogen werden. Es tritt eine Rötung und Schwellung auf und es kann zu Schleim- und Eiterabsonderungen kommen. Neben den anderen Erscheinungen eines grippalen Infekts kommt es zu Kopfschmerzen, hohem Fieber und in manchen Fällen zu Erbrechen.
Die Behandlung beschränkt sich auf feuchtwarme Halswickel und desinfizierende Lutschtabletten, da es gegen eine Virusinfektion keine wirksamen Medikamente gibt.
Bei den meisten Virusinfektionen bessern sich die Beschwerden nach etwa vier bis fünf Tagen.
Bei einer **eitrigen Angina** sind die häufigsten Erreger Streptokokken. Dies sind kettenförmig gelagerte Kugelbakterien (→Bakterien). Das Krankheitsbild ist stärker ausgeprägt. Es treten große Schluckbeschwerden auf, und es kommt zu sehr hohem Fieber. Die Halsschmerzen können bis zum Ohr ausstrahlen. Übelkeit und Erbrechen sowie Bauchschmerzen quälen das Kind sehr. Die Lymphknoten am Hals und seitlich des Kinns sind stark geschwollen und druckschmerzempfindlich. Das Kind hat ein hohes Schlafbedürfnis und fühlt sich schwerkrank. Die Mandeln sind geschwollen und gerötet, außerdem zeigen sich Bläschen und weißliche Beläge.
Die Erkrankung dauert länger als bei einer Virusinfektion und kann zu Komplikationen führen (Abszeß, eitrige Mittelohrentzündung, Blutvergiftung).
Eine Streptokokkeninfektion muß ernst genommen werden, da Herz- und Nierenschädigungen oder rheumatische Gelenkserkrankungen die Folge sein können.
Die Behandlung muß von einem Arzt vorgenommen werden. Durch eine Antibiotikaverabreichung kann die Erkrankung innerhalb von etwa einer Woche gebessert werden. Absolute Bettruhe ist geboten, solange das Fieber anhält. Wegen der großen Schluckbeschwerden empfiehlt sich eine flüssig-breiige Kost.

Mangelgeborene

sind Neugeborene, deren Geburtsgewicht bei normaler Schwangerschaftsdauer unter 2500 g liegt. Es

liegt an mangelnder Ernährung im Mutterleib *(pränatale Dystrophie)*. Das kann durch eine Nieren- oder Zuckerkrankheit der Mutter verursacht sein, aber auch starkes Rauchen kann der Grund dafür sein. Weitere Möglichkeiten für eine Unterentwicklung können Fehlbildungen (→Down Syndrom) oder vorgeburtliche Infektionen (→Röteln) sein.
Durch Mangel an Glukose und Kalzium neigen Mangelgeborene zu Krämpfen und haben leichter eine Unterzuckerung. Die äußeren Merkmale einer pränatalen Dystrophie sind dünne Arme und Beine, eine blasse Haut, eine schlaffe Muskulatur und der wache Blick.
Behandlung und Pflege von Mangelgeborenen sind ähnlich wie bei Frühgeborenen.

Masern

sind eine Virusinfektion durch das Masernvirus. Die Ansteckung erfolgt durch Tröpfchen beim Kontakt von Kind zu Kind. Die Ansteckungsfähigkeit ist am größten im katarrhalischen Vorstadium (drei Tage) und in den ersten zwei Tagen nach Beginn des Hautausschlags. Die Inkubationszeit beträgt zehn bis zwölf Tage.
Die ersten Symptome von Masern ähneln einer Erkältung. Die Schleimhäute sind entzündet, vor allem die von Nase und Rachen und die Augenbindehaut. Im Gaumen entsteht eine fleckige Rötung, und vom dritten bis fünften Krankheitstag an sind kleine weiße Flecken *(Koplikschen Flecken)* ein charakteristisches Zeichen für Masern.
Das **katarrhalische Vorstadium** beginnt mit leichtem bis mäßigem Fieber. Das Kind fühlt sich matt und leidet an Appetitlosigkeit. Es bekommt Schnupfen und Halsschmerzen. Der Husten ist hart und trocken. Die geröteten Augen sind sehr empfindlich gegen helles Licht, und man sollte das Kind davor schützen und den Raum abdunkeln. Nachdem die Koplikschen Flecken erschienen sind, geht die Temperatur zurück und steigt wieder heftig auf 40°C mit Beginn des eigentlichen **Masernausschlags**. Er beginnt hinter den Ohren und breitet sich über Gesicht, Hals, Arme auf den ganzen Rumpf und zuletzt die Beine aus. Zunächst erscheinen kleine hellrote Flecken, die leicht erhaben sind. Später werden sie bräunlich und fließen zusammen. Das Fieber hört nach wenigen Tagen auf, und die Flecken verschwinden zuerst in der oberen und dann in der unteren Körperhälfte. An den abgeblaßten Stellen des Ausschlags bleibt für einige Tage eine bräunliche Färbung zurück. Die trockene Haut stößt sich durch eine kleieartige Schuppung ab. Der Husten bleibt oft noch ein bis zwei Wochen bestehen.
Wenn das Fieber zwei Tage nach Ausbruch des Ausschlags anhält oder noch ansteigt, können sich Komplikationen entwickelt haben. Eine häufige Komplikation ist eine →Mittelohrentzündung. Seltener

kommt es zu Komplikationen wie →Krupp, →Lungenentzündung und →Gehirnentzündung, bei der es zu Spätschäden und manchmal auch zum Tod kommen kann.
Zur Vorbeugung gegen eine Maserninfektion sollten Sie Ihr Kind impfen lassen (→Impfungen). Aber auch außerhalb der empfohlenen Impfpläne können Sie eine Schutzimpfung vornehmen lassen.
Beim Verdacht auf Masern sollten Sie den Arzt zu Rate ziehen. Das Kind sollte Bettruhe in einem abgedunkelten Raum einhalten. Kleineren Kindern gibt man fiebersenkende Mittel wegen der Gefahr von Fieberkrämpfen (→Krämpfe). Verhindern Sie weitere Ansteckungen, indem Sie Ihr Kind in der Zeit der Ansteckungsgefahr isolieren. Zur Linderung der Beschwerden können Hustensäfte und Nasentropfen verabreicht werden. Antibiotika werden bei auftretenden Komplikationen eingesetzt. In solchen Fällen ist eventuell ein Krankenhausaufenthalt notwendig.

Mastoiditis

→Mittelohrentzündung

Mekonium

Das sogenannte Kindspech ist der während der Schwangerschaft gebildete Stuhl, der erst nach der Geburt entleert wird.

Meningitis

→Hirnhautentzündung

Meningomyelozele

→Spina bifida

Migräne

sind wiederkehrende heftige Kopfschmerzen und häufig begleitet von Übelkeit und Erbrechen. Die genaue Ursache ist unbekannt. Erbfaktoren spielen eine Rolle, da bei ca. 80% aller Erkrankten ein Elternteil oder Geschwister ebenfalls unter Migräne leiden.
Ausgelöst werden die stechenden und klopfenden Kopfschmerzen durch Überanstrengung, Reisebelastungen, einen Wetterumschlag oder auch durch eine seelische Erregung. Bestimmte Inhaltsstoffe von Nahrungsmitteln wie Käse oder Schokolade spielen bei Kindern anscheinend keine Rolle.
Eine Migräne beginnt im Alter zwischen sieben und fünfzehn Jahren, in manchen Fällen auch später.
Die Anfälle künden sich durch Übelkeit und Bauchschmerzen an. Zu Beginn des Anfalls treten kurzfristig Sehstörungen auf. Dann folgen heftige klopfende Kopfschmerzen, die bei Kindern häufig beidseitig auftreten und am stärksten in der Stirn- oder Schläfengegend sind. Sie dauern über mehrere Stunden an, lassen aber nach ein bis zwei Stunden etwas nach.
In vielen Fällen hilft Ruhe oder

Schlaf in einem abgedunkelten Raum. Nach dem Erwachen sind die Kopfschmerzen verschwunden. Ziehen Sie Ihren Arzt hinzu, da bei Nackensteifigkeit auch der Verdacht einer →Hirnhautentzündung bestehen kann.
Er wird auch über den Einsatz von Medikamenten entscheiden.
Wenn eine Bereitschaft zur Migräne vorliegt, werden die Anfälle immer wieder auftreten. Man sollte versuchen, die auslösenden Situationen zu vermeiden. Manchmal verliert sich die Bereitschaft nach der Pubertät. Bei seelischen Auslösesituationen empfiehlt sich eine Psychotherapie.

Mikrozephalie

ist eine abnorme Kleinheit des Schädels und damit einhergehende Unterentwicklung des Gehirns. Ursache ist die Schädigung in der Embryonalperiode durch Alkoholgenuß der Schwangeren (→Alkohol).

Milchschorf

→Ekzem

Milchzuckerunverträglichkeit

→Galaktosämie

Mittelohrentzündung

(Otitis media)
Eine Mittelohrentzündung ist eine häufige Erkrankung bei Kleinkindern und Säuglingen, da die Bakterien oder Viren schnell durch den relativ kurzen Verbindungsgang (Eustachische Röhre) vom Nasen-Rachen-Raum ins Mittelohr gelangen können. Meistens ist eine Virusinfektion Verursacher der Entzündung, jedoch kommt es leicht zu einer Zweitinfektion durch Bakterien.
Die Mittelohrentzündung entwikkelt sich meist als Folgeerscheinung von Erkältungskrankheiten wie Schnupfen, Nasennebenhöhlenentzündung oder Angina oder als Komplikation bei manchen Kinderkrankheiten wie Masern, Mumps oder Scharlach.
Bei der **akuten** Mittelohrentzündung treten hohes Fieber und heftige Ohrenschmerzen auf. Säuglinge können ihren Schmerz nicht bestimmen und werfen daher ihren Kopf hin und her. Kleinkinder dagegen fassen sich ans Ohr oder können den Schmerz genau angeben. Der im Mittelohr angesammelte Eiter bricht von selbst durch das Trommelfell und fließt aus dem Ohr heraus. Das Loch im Trommelfell schließt sich nach einiger Zeit wieder.
Bei einer **chronischen** Mittelohrentzündung fehlen meistens Fieber und Ohrenschmerzen. Sie kommt heute seltener vor und entsteht dadurch, daß durch ein Loch im Trommelfell leichter und häufiger Bakterien eindringen können. Die Gefahr besteht darin, daß durch die häufigen Entzündungen das Knochengewebe zerstört werden kann, wo-

durch der Eiter ins Schädelinnere vordringen und dort eine Hirnhautentzündung verursachen oder zu einem Abszeß im Hirngewebe führen kann.
Komplikationen können dadurch entstehen, daß bei falscher Behandlung einer **akuten** Mittelohrentzündung sich die Entzündung auf den Knochenhohlraum neben dem Ohr ausweitet und dadurch eine **Mastoiditis** entsteht. Erkennbar ist sie an der Schwellung hinter dem Ohr und an der Druckempfindlichkeit. Der sich ansammelnde Eiter kann in den äußeren Gehörgang durchbrechen und dadurch eine Hirnhautentzündung hervorrufen.
Die Behandlung erfolgt durch einen Arzt. Mit einer Antibiotikatherapie werden Folgeerkrankungen vermieden. Abschwellende Nasentropfen sollen die Ohrtrompete wieder frei machen. Eine Bestrahlung mit Rotlicht wirkt schmerzlindernd.

Mongolenfleck

→Muttermal

Mongolismus

→Down-Syndrom

Mononucleosis infectiosa

→Pfeiffersches Drüsenfieber

Morbus Crohn

→Crohnsche Krankheit

Mukoviszidose

(cystische Fibrose – CF)
ist eine der häufigsten Erbkrankheiten. Beide Eltern können Überträger sein, obwohl sie völlig gesund sind. Das kranke Gen in ihrem Erbgut wird bei 25% der Nachkommen übertragen.
Dabei handelt es sich um eine chronische Stoffwechselanomalie. Die besondere Beschaffenheit des Schleimes (zäher Schleim = Mukoviszidose) ist ein Hauptmerkmal der Krankheit. *Cystische Fibrose* bezieht sich auf die Bildung von Hohlräumen (Cysten) und von Bindegewebe (Fibrose) in der Bauchspeicheldrüse. Aber nicht nur in der Bauchspeicheldrüse wird ein zäher Schleim gebildet, sondern auch im Bereich der Luftwege (Bronchien), im Verdauungskanal (Darm) sowie in den Gallenwegen.
Diese Krankheit kommt in Deutschland mit einer Häufigkeit von etwa 0,5 Promille vor. Da es noch kein Heilmittel gibt, ist die Lebenserwartung der Erkrankten von der Schwere der Krankheit abhängig. Sie beträgt im allgemeinen zwei Jahrzehnte. Die Mukoviszidose ist für alle Beteiligten eine große Belastung. Durch →pränatale Diagnostik läßt sich bereits in der frühen Schwangerschaft die Krankheit erkennen. Eine Früherkennung ist auch nach der Geburt möglich durch eine Untersuchung des →Mekoniums. Eine erhöhte Eiweißausscheidung läßt den Verdacht auf die Erkrankung zu.

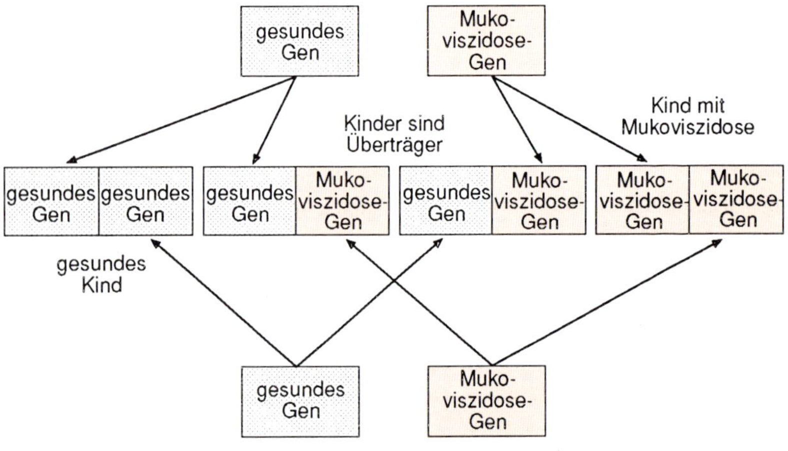

Beispiel einer rezessiven Vererbung: die Mukoviszidose

Mukoviszidose

Als weitere Diagnosemöglichkeit gilt der *Schweißtest.* Erkrankte Kinder haben einen erhöhten Kochsalzgehalt in ihrem Schweiß.

Die Folgen der Erkrankung sind als schwerwiegend zu bezeichnen. Etwa 10% aller erkrankten Kinder haben einen →Darmverschluß dadurch, daß das Kindspech (*Mekonium*) den Darm verklebt.

Andere Kinder nehmen im ersten Lebensjahr kaum oder zuwenig an Gewicht zu. Sie haben mehrmals am Tag fettig glänzende, massige Stühle. Das ist zurückzuführen auf eine zähe Sekretabsonderung im Verdauungstrakt. Dadurch sind die Verdauungsfermente nicht mehr in der Lage, die aufgenommenen Nährstoffe zu verwerten. Durch die Darmerweiterung ist der Bauch stark vorgewölbt, und Durchfälle wechseln mit Verstopfung. Es kommt zu krampfartigen Bauchschmerzen.

In den oberen Luftwegen führt der zähe Schleim zur Verstopfung der kleinsten Bronchialverzweigungen. Die Folge sind häufige *Bronchitiden* und Lungenerkrankungen. Der anfallsweise Husten kann sehr quälend sein. Häufig sind die Kieferhöhlen entzündet, und eine Lungenentzündung löst die andere ab. Das eiweißreiche Sekret ist ein besonderer Nährboden für Bakterien.

Die Verstopfung in der Lunge führt zum Sauerstoffmangel und zur Zerstörung der Zellen. Ein Zeichen für dieses Stadium ist die bläuliche Färbung der Lippen, Fingerspitzen und Zehen. Die Nägel sind uhrglasähnlich gewölbt und die Fingerenden

sind verbreitert (Trommelschlegelfinger).
Die Behandlung der Verdauungsschwäche ist relativ einfach. Man gibt dem Kind eine energiereiche, eiweiß- und vitaminreiche Kost. Den Verlust von Kochsalz durch das Schwitzen muß man mit salzreicher Nahrung ausgleichen. Durch Medikamente werden die fehlenden Verdauungsfermente aus der Bauchspeicheldrüse ersetzt.
Bei Lungenkomplikationen ist die Behandlung wesentlich schwieriger. Es gilt den Schleim zu verflüssigen, damit er besser abgehustet werden kann. Dazu dienen Inhalationen mit cinem Vernebler, wodurch auch die kleinsten Verästelungen erreicht werden. Eine Atemgymnastik, Klopfmassagen und eine autogene Drainage helfen, zur Lösung das zähe Sekret zu lösen.
Eine *autogene Drainage* ist eine besondere Atemtechnik, die durch eine Krankengymnastin erlernt werden kann.

Mumps

(Parotitis epidemica)
ist eine ansteckende Viruserkrankung, die auch unter dem Namen Ziegenpeter bekannt ist.
Die Ansteckung erfolgt durch Tröpfcheninfektion beim Kontakt mit anderen Menschen. Die Ansteckungsfähigkeit besteht sechs Tage vor bis zehn Tage nach Krankheitsbeginn.
Die Inkubationszeit beträgt zwei bis drei Wochen.
Kleinere Kinder sind weniger betroffen, sondern vorwiegend Kinder zwischen fünf und 15 Jahren. Es können aber auch Erwachsene erkranken. Die Krankheit tritt epidemisch während der kalten Jahreszeit auf.
Die Krankheit beginnt mit Kopf- und Ohrenschmerzen, und die Kinder fühlen sich matt und krank. Im weiteren Verlauf kommen Fieber bis zu 40°C und eine anfangs meist einseitige Schwellung der Ohrspeicheldrüsen vor dem Ohr hinzu. Die Ohrmuschel ist etwas nach oben und außen verdrängt, das Ohrläppchen steht leicht ab. Die Haut ist gespannt und glänzend. Manchmal sind auch die Unterzungenspeichel- und Unterkieferdrüsen betroffen. Die Kinder haben beim Kauen große Schmerzen.
Nach ca. vier Tagen läßt das Fieber nach, und die Schwellungen bilden sich nach etwa einer Woche zurück.
Komplikationen entstehen bei einer Schwellung der Bauchspeicheldrüse mit starken Oberbauchschmerzen, Übelkeit und Erbrechen.
Eine Hodenentzündung kann erst nach der Pubertät vorkommen. Sie ist sehr schmerzhaft und meist nur einseitig. Die Entzündung bildet sich nach vier bis sieben Tagen zurück. Bei etwa 10% der Erkrankten kann daraus eine Unfruchtbarkeit resultieren.
Die Mitbeteiligung des Zentralnervensystems kann zu einer Hirnhaut-

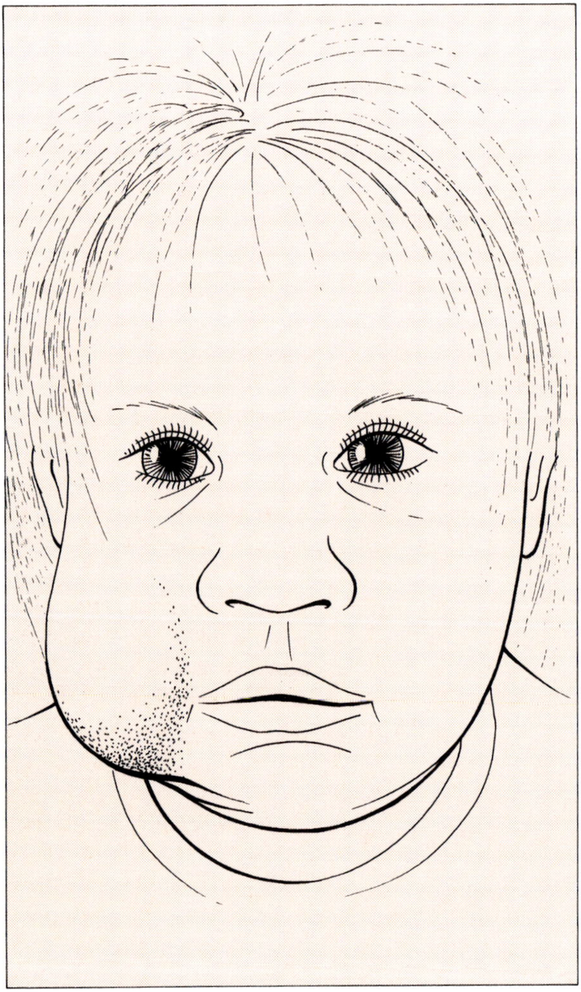

Mumps

entzündung führen, die aber gutartig verläuft. Die Krankheitserscheinungen wie Nackensteifigkeit und Kopfschmerzen bilden sich nach ein bis zwei Wochen zurück.

Wenn eine Entzündung des Gehirns auftritt, ist eine Schädigung des Hörnervs möglich; dies kommt aber sehr selten vor. Dadurch besteht die Gefahr der Schwerhörigkeit bis Taubheit.

Das Kind sollte ein bis zwei Wochen Bettruhe einhalten, bis die Krankheitserscheinungen verschwunden sind. Sie sollten es auch isolieren (Ansteckungsgefahr).

Wegen der Kaubeschwerden empfiehlt sich leichte breiige Kost. Spülen Sie den Mund des Kindes mit Kamillentee aus oder lassen Sie es damit gurgeln. Wärmeanwendung, z. B. Rotlicht, ist ratsam.
Gegen starke Schmerzen und das Fieber wird der Arzt die entsprechenden Medikamente verschreiben.
Bei erneutem Fieberanstieg muß mit den erwähnten Komplikationen gerechnet werden.
Bitten Sie Ihren Arzt um Hilfe. Eine →Lumbalpunktion kann zu einer sicheren Diagnose führen.
Zur Vorbeugung werden heute →Impfungen angeboten, die man als Kombinationsschutzimpfung auch gegen Röteln und Masern in der Mitte des zweiten Lebensjahres durchführt.

Muskeldystrophie

ist ein Muskelschwund aufgrund verschiedener Erkrankungen, die angeboren sind.
Die häufigste Form ist die *Duchennesche* Muskeldystrophie, die bei etwa 0,1 Promille aller Jungen auftritt. Die Krankheit wird X-chromosomal vererbt und betrifft nur Jungen. Die Überträgerin ist die Mutter, die vollkommen gesund ist. Ihre Töchter sind gesund, aber wiederum Überträgerinnen.
Die Ursache dieser krankhaften Erbanlage ist unbekannt. Daher ist auch eine Behandlung, die zur Heilung führen kann, nicht möglich. Die Lebenserwartung ist sehr begrenzt.
Zeichen der Erkrankung sind das erschwerte Erlernen des Laufens und die zunehmende Muskelschwäche in den Beinen.
Da die Krankheit durch den langsamen Zerfall von Muskelzellen bedingt ist, nehmen die Beschwerden langsam zu und greifen auf den Oberkörper über. Es kommt zu Gelenkversteifungen, und in einem späteren Stadium kommen durch die auftretenden Atemstörungen häufig Lungenentzündungen dazu. Bei Beteiligung der Herzmuskulatur tritt dann ein Versagen des Herzens ein.
Die Diagnose erfolgt durch Fermentbestimmungen im Blut, durch eine Muskelbiopsie oder das Elektromyogramm.
Um die Gelenkversteifungen zu verzögern, sind krankengymnastische Übungen wichtig. Eine ausgewogene, aber knappe Ernährung ist zu empfehlen, damit das Körpergewicht nicht überproportional zunimmt.
Es gibt Selbsthilfegruppen, die recht hilfreich sind. Die Kinder haben außerdem Anspruch auf soziale Hilfen.

Muttermal

(Naevus)
Hautmale treten bei fast allen Menschen auf. Sie zeigen sich als Sommersprossen, Leberflecke, Blutschwämmchen, Feuermal und andere Muttermale.
Es handelt sich meistens um Pigmentansammlungen, die angeboren sind. Einige Male sind bereits vor-

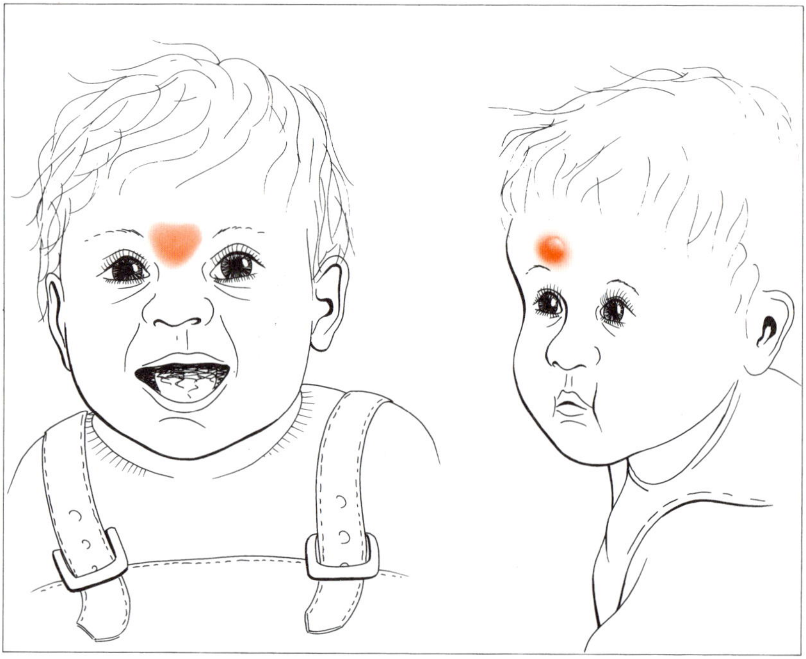

Hautmale, Storchenbiß (links), Blutschwämmchen (rechts)

handen oder bilden sich nach der Geburt, andere entwickeln sich erst im Verlaufe der Kindheit.

Ein **Feuermal** *(Naevus flammeus)* ist ein hell- bis dunkelroter Fleck von unterschiedlicher Größe.

Im Nacken ist er als **Storchenbiß** bekannt. Häufig kommt er auch an der Nasenwurzel und in der Stirnmitte vor, seltener halbseitig auf Arm oder Bein. Es handelt sich um Erweiterungen der kleinsten Blutgefäße *(Kapillaren)*, die meistens nach einigen Jahren verblassen und völlig harmlos sind.

Blutschwämmchen *(Hämangiome)* sind Gefäßmißbildungen, die leicht erhaben sind und eine bläulich-rote Färbung haben. Sie bilden sich meist bis zum fünften Lebensjahr zurück und brauchen nicht behandelt zu werden.

In Ausnahmefällen bilden sich etwas größere Gefäßknäuel, die dann chirurgisch behandelt oder durch eine Laserbestrahlung verödet werden.

Der **Mongolenfleck** ist ein schiefergrauer Pigmentfleck am Gesäß und immer harmlos. Er verschwindet etwa bis zum vierten Lebensjahr.

Das **Pigmentmal** *(Pigmentnaevus)* ist der häufigste *Naevuszellnaevus.* Es ist ein hellroter bis dunkelbrauner

Fleck (Schönheitsfleck) und im Kindesalter immer harmlos. Dabei handelt es sich um eine Anhäufung von Pigmentzellen, die auch manchmal erhaben oder behaart *(Tierfellnaevus)* sein können. Man sollte den Arzt um Rat bitten, da manche Pigmentnaevi bösartig sein können.

N

Nabelbruch

→Hernien

Nackensteifigkeit

→Hirnhautentzündung

Naevus

→Muttermal

Narkose

ist eine künstliche Betäubung mit Bewußtlosigkeit. Sie führt zu völliger Schmerzunempfindlichkeit und Muskelentspannung und ermöglicht dadurch chirurgische Eingriffe.
Der Facharzt *(Anästhesist)* bereitet den Patienten auf den Eingriff vor und führt die Vollnarkose *(Allgemeinanästhesie)* durch. Vor der eigentlichen Narkose bekommt der Patient eine Injektion zur Beruhigung, sie macht ihn müde und bremst den Speichelfluß. Dann wird eine Kombination aus Narkose- und Schmerzmitteln injeziert. Durch einen in die Luftröhre eingesetzten Tubus hat der Anästhesist die Möglichkeit, eine künstliche Beatmung vornehmen zu können.

Nasennebenhöhlen

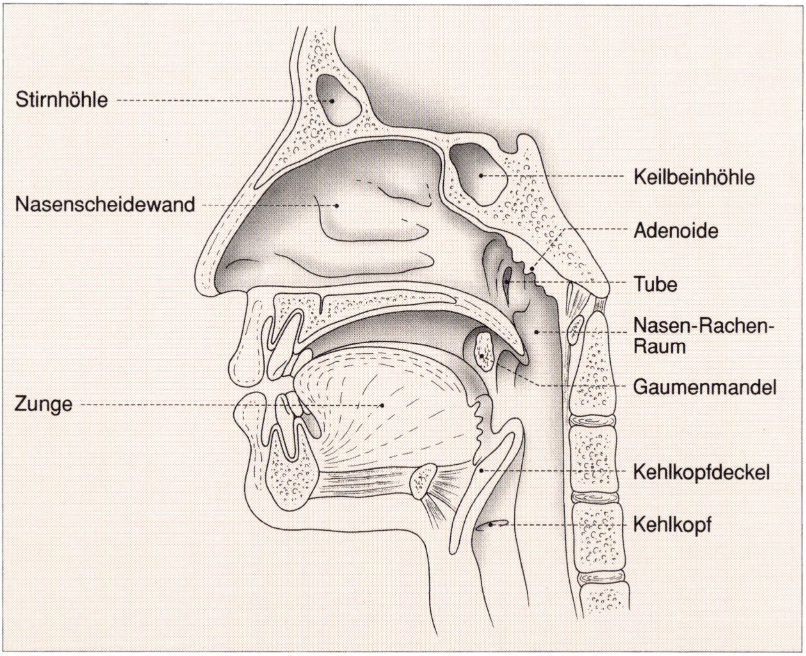

Nasenbluten

→Blutungen

Nasennebenhöhlenentzündung

(Sinusitis)
Sie entwickelt sich oft aus einer Nasenschleimhautentzündung. Die Ursachen sind infektiös (durch Viren oder Bakterien), aber auch nichtinfektiös (allergisch). Durch die Schwellung der Schleimhaut kann die Öffnung einer Nebenhöhle verschlossen werden, und es kommt zur Ansammlung von Schleim oder Eiter, der nicht abfließen kann.
Die Nebenhöhlen entwickeln sich spät, und so kommt es zu einer **Kieferhöhlenentzündung** erst ab dem zweiten bis vierten Lebensjahr, zu einer **Keilbeinhöhlenentzündung** ab dem fünften und zu einer **Stirnhöhlenentzündung** nicht vor dem sechsten bis zehnten Lebensjahr.
Die Anzeichen für eine Sinusitis sind Fieber, das manchmal auch sehr hoch sein kann, und Kopfschmerzen. Diese kommen an den unterschiedlichsten Stellen vor und deuten auf die jeweilige Nebenhöhle hin. Bei einer Stirnhöhlenentzündung treten die Druckschmerzen in Höhe der Augenbrauen und bei einer Kieferhöhlenentzündung im Oberkiefer unterhalb der Augen auf.
Eine genaue Diagnose kann durch eine Röntgen- oder Ultraschalluntersuchung gestellt werden.
Die Behandlung erfolgt durch abschwellende Nasentropfen, durch Rotlichtbestrahlung und Inhalationen. Antibiotika an den Krankheitsherd zu bekommen, ist nicht ganz einfach.
Komplikationen einer Nasennebenhöhlenentzündung sind Augenvereiterung, Hirnhautentzündung oder ein Hirnabszeß.

Nephritis

→Harnwegsinfektion

Nephroblastom

→Wilms-Tumor

Nephrose

auch *Lipoidnephrose* oder *nephrotisches Syndrom* genannt, kommt bei Kindern recht häufig vor. Sie ist eine meist gutartige Form der nichteitrigen Nierenentzündung. Ein enormer Eiweißverlust führt dazu, daß das Wasser im Gewebe bleibt und zu →Ödemen führt. Die Ursache ist nicht bekannt. Durch einen Mangel an Antikörpern kann es zu bakteriellen Infektionen kommen. Die Krankheit verläuft in Schüben und tritt zwischem dem dritten und fünften Lebensjahr auf.
Zur Behandlung wird ein Nebennierenrindenhormon über mehrere Wochen gegeben, um die Eiweißausscheidungen zu stoppen.

Nesselfieber

→Nesselsucht

Nesselsucht

(Urtikaria)
ist eine Hautreaktion mit plötzlich auftretenden und juckenden Quaddeln am ganzen Körper. Es sind leicht erhabene rote Hautveränderungen, die so aussehen, als ob die Haut mit Brennesseln in Kontakt gekommen wäre.
Wenn Fieber hinzukommt, spricht man vom **Nesselfieber**. Die Quaddeln beruhen auf einer Gefäßdurchlässigkeit für Körperwasser und können Ödeme an den Augenlidern, den Lippen oder Wangen entstehen lassen.
Ursache können Medikamente (Aspirin und Penizillin), Nahrungsmittel (Eier, Erdbeeren, Fisch), Würmer, Tierhaare, Insektenstiche, Hausstaub, Schimmelsporen und vor allem Süßigkeiten sein. Oft ist eine Ursache nicht zu finden.
Mit einem Antihistaminikum, das innerlich angewendet wird, kann man die Überempfindlichkeit unterdrücken. Wichtig ist die Vermeidung der auslösenden Ursache. Den Juckreiz kann man mildern, indem man Bäder mit einem Kleiezusatz durchführt.

Nierenbeckenentzündung

→Harnwegsinfektion

Nierenentzündung

→Harnwegsinfektion

Non-Hodgkin-Lymphon

→Lymphknotenschwellung

O

Obstipation

→Verstopfung

Ödeme

sind abnorme Wasseransammlungen im Gewebe. Vor allem bei Herz- und Nierenleiden ist die Bildung von Ödemen gegeben (→Nephrose).

Ohnmacht

(Synkope)
ist ein plötzlich eintretender Bewußtseinsverlust infolge einer Minderdurchblutung des Gehirns.
Dieser Zustand kann auftreten durch überwärmte Räume, nach längerem Stehen, bei plötzlichem Aufrichten, körperlicher Erschöpfung, starken Schmerzen, schwerem Blutverlust und seelischer Erregung.
Vor dem Bewußtseinsverlust wird dem Kind schwarz vor den Augen, es bekommt eine blasse Gesichtsfarbe und hat Schweißausbrüche und ein Kältegefühl.
Sie sollten das Kind flach lagern mit leicht erhöhten Beinen. Öffnen Sie die Kleidung und lassen Sie frische Luft in den Raum. Das Bewußtsein kehrt rasch wieder zurück, jedoch sollte das Kind noch einige Zeit ruhen.
Wenn sich die Ohnmachten wiederholen, sollten Sie einen Arzt heranziehen, um mögliche ernstere Ursachen nicht zu übersehen.

Ohrenschmerzen

entstehen am häufigsten durch eine →Mittelohrentzündung. Sie können aber auch durch Fremdkörper im Gehörgang verursacht werden oder durch Ausstrahlungsschmerzen von den Backenzähnen.

Osteomyelitis

ist eine Knochenmarkentzündung. Sie entsteht durch Übertragung von Bakterien auf dem Blutweg von einem Entzündungsherd, durch die Ausweitung einer bakteriellen Infektion auf den Knochen oder bei offenen Knochenbrüchen, bei denen Bakterien von außen eindringen können.
Eine **akute** Knochenmarkentzündung beginnt mit hohem Fieber und Schüttelfrost. Die Schmerzen im betroffenen Glied führen zu einer Schonhaltung. Es kann zu Schwellungen und einer Rötung kommen. Die Ursache dafür ist nach außen durchgebrochener Eiter.
Bei sofortiger Behandlung kann eine akute Osteomyelitis vollständig geheilt werden.
Wenn die Behandlung zu spät aufgenommen wird, kann es zu Deformierungen und Wachstumsstörungen kommen.
Eine nicht ausgeheilte akute Osteomyelitis kann sich zu einer **chronischen** Knochenmarkentzündung entwickeln. Bei dieser Form fehlt meist das Fieber.
Eine schwere Körperbehinderung

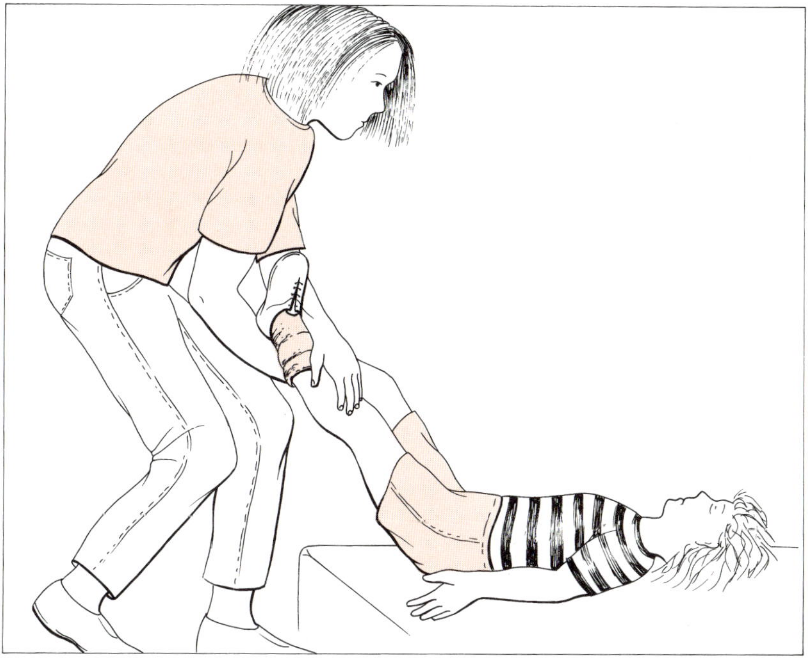

Lagerung bei einer Ohnmacht

kann sich entwickeln, wenn die Erkrankung unbehandelt bleibt.
Bei einer akuten Osteomyelitis wird eine intravenöse Behandlung mit einem Antibiotikum durchgeführt. Sie ist langwierig und dauert mindestens vier bis sechs Wochen. Es ist wichtig, die Erreger herauszufinden. Dazu werden Kulturen aus Blut und Eiter angelegt. Das betroffene Glied wird ruhiggestellt. Durch Punktion wird der Eiter abgezogen und durch eine Operation wird abgestorbenes Knochengewebe entfernt.

Bei einer chronischen Osteomyelitis wird oft eine Operation notwendig. Manchmal wird eine Spüldrainage durchgeführt. Antibiotika helfen wenig, es sei denn, daß man eine Antibiotikalösung direkt in den Infektionsherd einspritzt.

Otitis media

→Mittelohrentzündung

Oxyuren

→Würmer

P

Paratyphus

→Typhus

Parotitis epidemica

→Mumps

Perikarditis

→Herzfehler

Peritonitis

→Bauchfellentzündung

Pertussis

→Keuchhusten

Pfeiffersches Drüsenfieber

(Mononucleosis infectiosa)
Der Erreger ist das Epstein-Barr-Virus. Die Übertragung erfolgt vor allem durch Mundkontakt als Tröpfcheninfektion durch den Speichel. Die Erreger befinden sich aber auch im Blut. Die Inkubationszeit beträgt zwei bis vier Wochen. Vorwiegend ältere Kinder und jüngere Erwachsene erkranken.
Mit mäßigem Fieber (38–39°C), das plötzlich oder langsam auftreten kann, beginnt die Erkrankung. Die Kinder fühlen sich matt und haben keinen Appetit. Sie klagen oft über Halsschmerzen und Schluckbeschwerden. Die Lymphknotenschwellungen am Hals sind nicht druckempfindlich. Die Mandeln sind gerötet und geschwollen und haben teilweise schmutziggraue Beläge. Manchmal sind die Milz und die Leber vergrößert. Bei etwa 15% der Erkrankten kann ein rötelnähnlicher Hautausschlag entstehen, der nach etwa drei bis fünf Tagen wieder verschwindet.
Das Fieber hält mehrere Wochen an und reagiert, wie auch die Angina, nicht auf Penizillin. Die Krankheitserscheinungen können Monate andauern, sind aber meistens nach zwei bis drei Wochen abgeklungen.
Die Diagnose wird durch die charakteristische Veränderung des Blutbildes gestellt. Die Behandlung erfolgt ohne Medikamente durch Bettruhe und körperliche Schonung. Auch nach überstandener Krankheit sollte das Kind vor Anstrengung (Sport) geschützt werden.
Komplikationen wie Hirnhautentzündung, Lungenentzündung oder Herzmuskelentzündung sind selten. Eine Isolierung ist nicht notwendig, da eine Ansteckung nur durch engsten Kontakt erfolgen kann.

Phenylketonurie

(PKU)
ist eine seltene angeborene Stoffwechselstörung und kommt bei etwa 0,1 Promille aller Kinder vor. Dabei wird die krankhafte Erbanlage von beiden Eltern, die selbst gesund sind, übertragen. Da heute alle Neugeborenen schon in der ersten Woche auf Phenylketonurie untersucht werden (→Guthrie-Test), ist durch

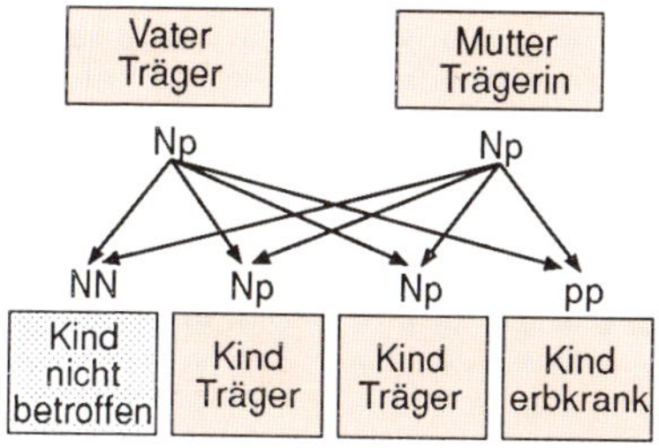

autosomal rezessive Vererbung bei Phenylketonurie

Phenylketonurie

eine sofortige Diät ein Auftreten der Krankheit zu verhindern.
Die Stoffwechselanomalie beruht auf dem Fehlen eines bestimmten Ferments (Phenylalanin-Hydroxylase). Dadurch wird das durch die Nahrung aufgenommene Phenylalanin nicht in Tyrosin umgewandelt. In der Körperflüssigkeit ist vermehrt Phenylalanin enthalten, und im Urin wird Phenylketon ausgeschieden. Giftige Abbauprodukte des Phenylalanins und die gestörte Eiweißsynthese bewirken die Krankheitserscheinungen.
Erfolgt keine rechtzeitige Behandlung, kommt es zu geistiger Entwicklungsverzögerung und Wachstumsstörungen. Die Haut ist wenig pigmentiert und kann ekzemartige Veränderungen zeigen. Urin und Schweiß haben einen muffigen Geruch.
Die Behandlung erfolgt mit einer Diät, die verhindert, daß zu viel Phenylalanin aufgenommen wird. Der Phenylalaninbedarf ist individuell verschieden. Wichtig ist, daß der Spiegel nicht über 6 mg/dl ansteigt. Für die Entwicklung des Kindes ist es aber auch notwendig, daß es genügend Phenylalanin erhält.
Die Diät ist bis zum 12. Lebensjahr fortzusetzen. Danach wird sie durch eine eiweißarme Diät ersetzt. Bei Mädchen sollte eine phenylalaninarme Kost fortgesetzt werden, um bei eventuellen späteren Schwangerschaften den Fetus nicht zu schädigen.

Phimose

→Vorhautverengung

Pigmentnaevus

→Muttermal

Pilzkrankheiten

(Mykosen) →Fußpilz →Soor

Plattfuß

→Fußschäden

Plötzlicher Kindestod (SIDS)

(*Sudden Infant Death Sydrome*)
Mit 0,5 Promille ist der unerwartete Kindstod die häufigste Todesursache im ersten Lebensjahr. Die Ursache ist ungeklärt. Im Alter von zwei bis vier Monaten tritt der Kindstod am häufigsten auf, ganz selten nach dem ersten Lebensjahr. Besondere Risikogruppen sind Frühgeburten und untergewichtige Neugeborene, Mehrfachgeburten und Neugeborene mit einem →Atemnotsyndrom.
Da es bis heute noch keine Diagnosemöglichkeit gibt, ist Vorbeugung nur beschränkt möglich.
Auffällig gewordene Kinder (plötzliche Atempausen) können mit einem Monitor während des Schlafens überwacht werden. Dieser sollte neben der Atmung auch die Herztätigkeit überwachen.
Die Eltern sollten in →Erster Hilfe ausgebildet sein.
Am besten ist es, wenn man mit seinem Arzt einen Alarmplan ausgearbeitet und geübt hat.

Pneumonie

→Lungenentzündung

Poliomyelitis

→Kinderlähmung

Polypen

→Rachenmandel

Polypen

sind gestielte, harmlose Geschwulste der Schleimhaut, die fälschlicherweise mit der Rachenmandel verwechselt werden.

Pränatale Diagnostik

gehört heute zur Regeluntersuchung einer Schwangeren. Durch eine Sonographie (→Apparative Diagnoseverfahren) kann die Größe des Kindes festgestellt werden und ob eine Mehrlingsgeburt bevorsteht.
Sie dient der Überwachung des Wachstums und kann auch Entwicklungsstörungen wie z. B. einen →Wasserkopf vorzeitig erkennen. Sie gibt auch Auskunft über die Lage des Kindes vor der Geburt und veranlaßt den Arzt gegebenenfalls zu einer Kaiserschnitt-Entbindung.
Eine weitere Form der pränatalen Diagnostik ist eine Fruchtwasseruntersuchung zwischen der 16. und 18. Schwangerschaftswoche. Sie gibt Aufschlüsse über die Lungenreife und kann erbliche Stoffwechselstörungen oder eine Chromosomenstörung, z.B. →Down-Syndrom, erkennen lassen.
Die Untersuchung ist für das Kind nicht ungefährlich und sollte nur vorgenommen werden, wenn ein erhöhtes Risiko anzunehmen ist. Die Entnahme erfolgt mit einer Hohlnadel durch die Bauchdecke unter Zu-

hilfenahme einer Ultraschall-Bildschirmkontrolle.

Prellung/Quetschung

(Kontusion/Kompression)
Bei einer Verletzung des Gewebes durch Gewalteinwirkung von außen, ohne daß die Haut durchtrennt wird, handelt es sich um eine Prellung.
Quetschungen sind offene Verletzungen, eventuell auch mit Quetschfrakturen. Tieferliegende Prellungen liegen hier in den meisten Fällen vor.
Das Zerreißen von Blutgefäßen bei einer Prellung zeigt sich durch Blutergüsse entweder sofort oder auch erst nach ein paar Tagen. Dies verursacht Schmerzen und es kommt zu Schwellungen.
Wunden durch Quetschungen gehören je nach Größe der Verletzung in die Behandlung eines Arztes.
Die durch eine Prellung verursachten Schmerzen und die Schwellung lassen sich mit fließendem kaltem Wasser oder Vereisung lindern. Umschläge mit essigsaurer Tonerde oder Franzbranntwein helfen gleichermaßen. Kleine Quetschwunden müssen gereinigt und verbunden werden.

Pseudo-Krupp

→Krupp

Psoriasis

(Schuppenflechte)
ist eine chronische Hautkrankheit. Die Ursache ist unbekannt. Die häufig vorkommende Krankheit zeigt sich durch gerötete, dicke Schuppen, die leicht erhaben sind.
Die Schuppenflechte beginnt bei einem Drittel der Erkrankten schon in der Kindheit zwischen dem 3. und 10.Lebensjahr. Die Krankheitsherde sind bei Kindern recht klein und treten am ganzen Körper auf, häufig nach fieberhaften Erkrankungen. Typische Veränderungen treten an den Nägeln auf (Tüpfennägel, ölfleckartige Verfärbung der Nagelplatte). Erst später kommen dann die geröteten Flecken, die verschieden groß sind und oft zusammenfließen. Am häufigsten findet man die Veränderungen an der Rückseite der Arme und Beine. Der Schweregrad der Erkrankung ist verschieden. Es gibt selten Heilungen und oft Rückfälle.
Vorübergehende Entfernung der Schuppen ist durch warme Seifenbäder möglich. Man kann auch eine Kortisonsalbe anwenden. Vermeiden Sie übermäßige Sonneneinwirkung und seelische Belastungen.

Pubertät

ist die Zeit der Geschlechtsreifung und fängt bei Mädchen früher an als bei Jungen.
Bei den **Mädchen** beginnen sich die Brustdrüsen zu vergrößern, und ein beschleunigtes Längenwachstum tritt mit zehn bis elf Jahren ein. Die ersten Schamhaare, der Wuchs wird ein Jahr später kräftiger, und die Achselhaare beginnen zu wachsen.

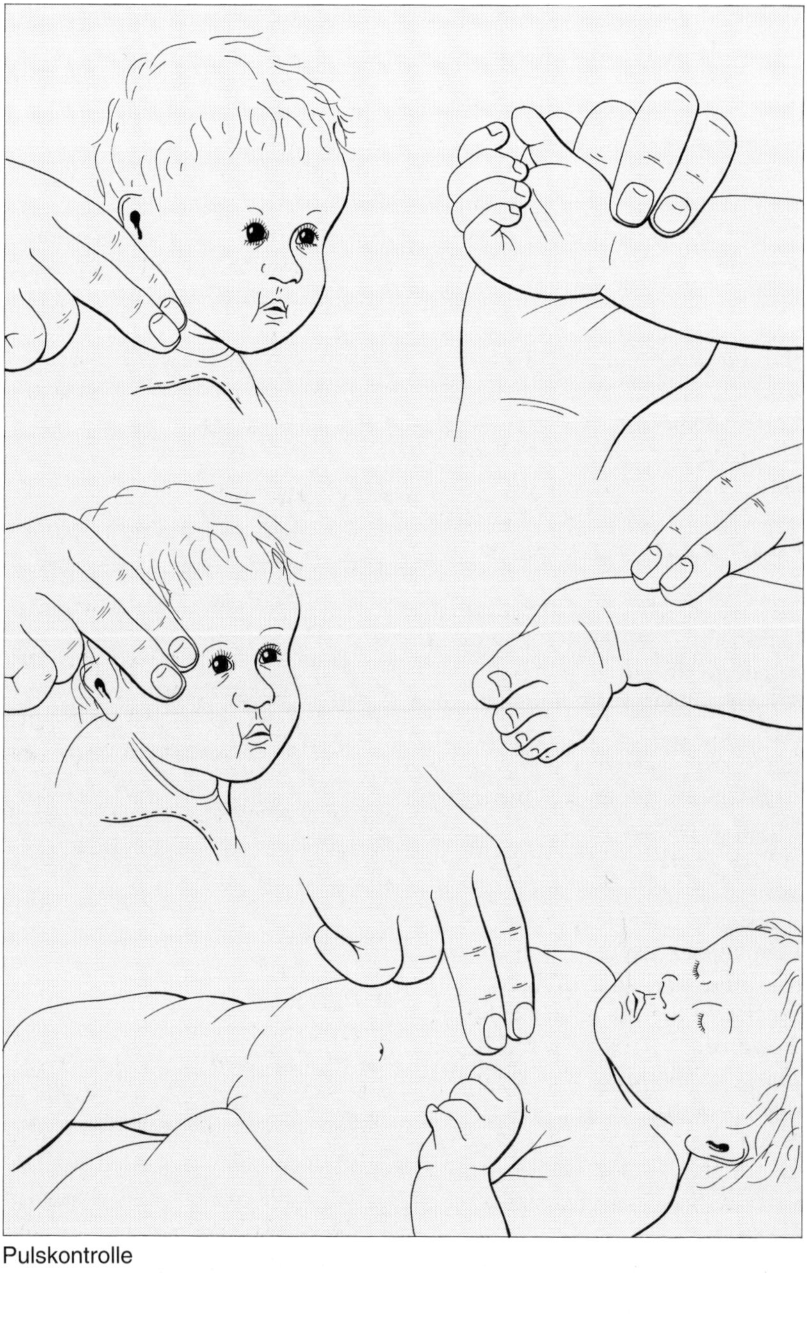

Pulskontrolle

Mit dem Erreichen eines Gewichts von ca. 45 kg treten die ersten Monatsblutungen auf und werden dann ein bis zwei Jahre später regelmäßig. Fruchtbarkeit besteht erst ab diesem Zeitpunkt.

Bei den **Jungen** nimmt die Größe der Hoden zu und der Hodensack wird dunkler (12–13 Jahre). Die Schamhaare beginnen zu wachsen. Nach einem Jahr wird die Schambehaarung kräftiger und der Penis vergrößert sich. Der Pubertätswachstumsschub beginnt und erreicht seinen Höhepunkt mit 14–15 Jahren. Gelegentlich kommt es zu einem nächtlichen Samenerguß. Der Bartwuchs beginnt, und die Stimme wird dunkler.

Die Jugendlichen unterliegen großen Stimmungsschwankungen und stellen die Umgebung in Frage.

Bei der Findung des Ichs und der Entwicklung der eigenen Persönlichkeit begeistern sie sich gern für Ideale und sind von den Erwachsenen oft enttäuscht.

Großes Verständnis der Eltern ist in dieser Zeit besonders wichtig. Gemeinsame Unternehmungen (Urlaub) können in dieser Zeit das gegenseitige Verständnis fördern.

Begeistern Sie Ihr Kind für Musik (Instrument etc.) oder Sport (Verein, Club), für Theater oder sonstige Beschäftigungen.

Bieten Sie Freunden Ihres Kindes ein »offenes Haus« und versuchen Sie auch, mit ihnen gemeinsam zu diskutieren.

Die ersten sexuellen Kontakte beginnen zwischen 14 und 16 Jahren. Mit etwa 17 Jahren haben die Jugendlichen heute den ersten Geschlechtsverkehr.

Bemühen Sie sich um Aufklärung und geben Sie Ratschläge, vermeiden Sie aber, Druck auszuüben, da Sie damit das Persönlichkeitsrecht des Jugendlichen einschränken. Sprechen Sie über die Möglichkeiten der Empfängnisverhütung und über die Geschlechtskrankheiten. In der jetzigen Zeit mit →AIDS ist das besonders wichtig.

Pulskontrolle

Eine Kontrolle des Pulsschlages wird vorgenommen, um Rückschlüsse auf eine Erkrankung ziehen zu können.

Fieber ist die häufigste Ursache für eine Beschleunigung des Pulses. Die Pulsfrequenz ändert sich mit zunehmenden Alter und beträgt pro Minute:

bei Neugeborenen	130
im 1. Jahr	120
im 2. Jahr	110
ab 4 Jahren	100
ab 8 Jahren	90
ab 12 Jahren	80
ab 16 Jahren	70

Eine exakte Messung ist nur bei ruhigem Verhalten des Kindes möglich. Die besten Stellen zum Pulsfühlen sind in der Abbildung gezeigt.

Pylorusstenose

→Magenpförtnerkrampf

R

Rachenmandel

(Adenoide)
ist ein unpaares Organ, das an der Rückwand des Nasenrachenraums liegt und die gleiche Aufgabe wie die Gaumenmandeln zu erfüllen hat. Sie dient der körpereigenen Abwehr von Krankheitserregern, die durch die Nasenatmung eindringen können.

Im Kleinkindalter ist der verkleinerte Nasenrachenraum durch eine vergrößerte Rachenmandel häufig blockiert. Dadurch entstehen immer wieder Mittelohrentzündungen, Schnupfen und Bronchitis. Die Atmung erfolgt durch den Mund und die Kinder schnarchen nachts.

Eine Entfernung der Rachenmandel sollte vermieden werden, wenn keine Komplikationen wie Paukenerguß und Schwerhörigkeit eintreten. Im Laufe des Wachstums verliert sich die Enge des Nasenrachenraums. Eine Beratung bei Ihrem Kinderarzt hilft weiter.

Rachitis

ist eine durch Vitamin-D-Mangel bedingte Erkrankung in den ersten beiden Lebensjahren. Das Vitamin D wird normalerweise durch die Nahrung aufgenommen. Durch ultraviolette Sonnenstrahlung wird es aus der Vorstufe von Vitamin D gebildet. Die Muttermilch enthält wenig Vitamin D, und außerdem ist die Sonneneinwirkung in unseren Breitengraden im Winterhalbjahr zu gering. Deshalb muß jedem Kind in den ersten zwei Jahren das Vitamin D in Tabletten- oder Tropfenform regelmäßig verabreicht werden. Unterbleiben die Vitamingaben, kommt es zur Erkrankung. Die Schädelknochen bleiben weich *(Kraniotabes)*, an den Rippenenden bilden sich Verdickungen der Knochen *(rachitischer Rosenkranz)*, und später kommt es zu Verformungen der Beine (O-Beine). Bei den Kindern können sich im zweiten Lebensjahr ein Sitzbuckel und eine seitliche Verbiegung der Wirbelsäule ausbilden. Es kann zu Krämpfen infolge von Kalziummangel im Blut kommen. Die Krämpfe können heftig sein und den ganzen Körper erfassen, dabei können Bewußtseinsstörungen auftreten. Bei zu niedrigen Kalziumwerten im Blut ist die Möglichkeit des Herzstillstandes gegeben.

Rh-Blutgruppenunverträglichkeit

Durch Antikörper der Mutter werden während der Schwangerschaft und/oder in den ersten Tagen nach der Geburt rote Blutkörperchen zerstört. Es entsteht eine Blutarmut und damit verbunden eine stärkere Gelbsucht. Eine Rh-Blutgruppenunverträglichkeit kommt heute sehr selten vor, weil alle Rh-negativen Mütter nach der Entbindung zur Vorbeugung Anti-D-Globulin erhalten, wenn das erste Kind Rh-positiv ist und bei der Geburt möglicherweise Rh-positive Blutkörperchen des

Kindes in die Blutbahn der Mutter gelangen konnten. Dadurch ist ein Schutz bis zur nächsten Schwangerschaft vorhanden, der aber dann aufgefrischt werden muß, auch bei einer Fehlgeburt oder einem Schwangerschaftsabbruch.
Bereits vor der Geburt kann der Fetus blutarm werden und damit geschädigt zur Welt kommen. Meistens ist es so, daß eine stärkere Blutarmut erst nach der Geburt auftritt. Die sich daraus ergebende zunehmende Gelbsucht birgt die Gefahr einer Hirnschädigung durch Bilirubin, das durch den Blutzerfall freigesetzt wird. Infolge der Blutarmut kann es durch eine Herzschwäche zu →Ödemen kommen.
Zur Behandlung wird bei einer stärkeren Gelbsucht ein Blutaustausch vorgenommen, in den meisten Fällen genügt eine →Fototherapie.
Die Unverträglichkeit ist beseitigt, sobald das Kind die Antikörper abgebaut hat.

Rheumatisches Fieber

→Gelenkentzündung

Rhinitis

→Schnupfen

Rippenfellentzündung

(Pleuritis)
ist eine Begleiterscheinung bei einer →Lungenentzündung. Durch die Beteiligung des Brustfells kommt es zur Brustfellentzündung. Dieses führt zu Schmerzen beim Atmen. Als Komplikation einer Lungenentzündung kann sie mit einem erheblichen Erguß (Flüssigkeitsansammlung) und manchmal auch mit einem eitrigen Erguß auftreten.
Festgestellt werden kann ein Erguß durch Abklopfen und Abhorchen sowie durch eine Sonographie (→Apparative Diagnoseverfahren). Durch eine Punktion wird dem Erguß eine Abflußmöglichkeit gegeben.
Die Behandlung wird wie bei einer Lungenentzündung vorgenommen. In schweren Fällen ist ein Krankenhausaufenthalt unumgänglich.

Röntgen

→Apparative Diagnoseverfahren

Röteln

(Rubeola)
sind eine Infektionskrankheit, die für Kinder harmlos ist. Erreger ist das Rötelnvirus. Die Übertragung erfolgt durch Tröpfcheninfektion im Kontakt von Mensch zu Mensch. Die Ansteckungsgefahr besteht länger als bei Masern. Die Inkubationszeit beträgt zwei bis drei Wochen.
Röteln können in der Schwangerschaft während der Embryonalperiode zu großen Schädigungen des ungeborenen Kindes führen. Diese sind abhängig vom Zeitpunkt der Infektion. Nicht alle Fehlbildungen treten nebeneinander auf. Mögliche Schäden sind Augenmißbildungen

(→Grauer Star), Schwerhörigkeit, Herzfehler. Auch Fehl- oder Totgeburten können vorkommen.
Erkrankte Kinder haben Fieber, Schnupfen und Kopfschmerzen. Die Lymphknoten im Nacken und am Hals schwellen an und sind druckschmerzempfindlich. Der Hautausschlag beginnt im Gesicht und am Hals und breitet sich sehr rasch über den ganzen Körper aus. Die rosaroten Flecken sind nach drei Tagen wieder verschwunden.
Die Röteln benötigen keine Behandlung, heilen folgenlos aus und manchmal fehlt der Ausschlag ganz. Trotzdem sollten Sie Ihr Kind dem Arzt vorführen, weil der Ausschlag leicht mit Masern oder Scharlach verwechselt werden kann. Lassen Sie Ihr Kind für etwa acht Tage zu Hause, um einer Ansteckungsgefahr für andere Kinder zu begegnen.
Vermeidbar ist die Infektionskrankheit durch die angebotene Schutzimpfung (→Impfungen), die in der Mitte des zweiten Lebensjahres als Kombinationsimpfung gegen Masern, Mumps und Röteln durchgeführt wird.

S

Salmonellosen

→Durchfall

Säuglingsernährung

Die beste Art, einen Säugling zu ernähren, ist das Stillen. Die Muttermilch hat die optimale Zusammensetzung aller Nährstoffe. Mit der Muttermilch erhält der Säugling die wichtigsten Abwehrstoffe, die über die Stilldauer von etwa sechs Monaten hinaus wirksam bleiben. Die Muttermilch ist leicht verdaulich, und die Säuglinge gedeihen problemloser. Durch die körperliche Nähe zur Mutter beim Trinken entwickelt sich eine tiefe Gefühlsbeziehung.

Mit dem Stillen wird direkt nach der Geburt begonnen. Nach spätestens zwei bis vier Lebensstunden läßt man den Säugling im Abstand von drei bis vier Stunden an beiden Brüsten saugen. Dabei erfaßt die Mutter die Brust von unten und sorgt mit einem Finger oder dem Daumen dafür, daß die Nase des Säuglings genügend Raum zum Atmen hat. Durch häufiges Anlegen wird die Milchproduktion angeregt.

Die Vormilch (*Kolostrum*) ist reich an Eiweiß (Schutzstoffe) und hat einen relativ geringen Fett- und Milchzuckergehalt, der später zunimmt, während der Eiweißgehalt abnimmt. In den ersten Tagen sind die Brüste oft gespannt und schmerzen. Mit Geduld kann das überwunden werden, denn bereits nach einer Woche sind die Brüste weicher geworden und damit weniger schmerzhaft. Im allgemeinen dauert das Stillen 20 Minuten. Sollte die Milchmenge einer Brust nicht ausreichen, gibt man dem Säugling die andere. Das Stillen sollte in einer bequemen Haltung stattfinden. Am besten ist aufrechtes Sitzen auf einem Stuhl mit Lehne. Einen oder beide Füße sollten Sie auf eine Fußbank stellen, das ergibt eine günstige Unterstützung beim Halten des Kindes.

Das Baby wird beim Trinken Luft verschlucken. Sie kann entweichen, wenn man es in aufrechter Haltung an die Schulter hält und aufstoßen läßt.

Wichtig ist die Hygiene nach dem Stillen. Die Brustwarzen werden mit Wasser abgewaschen und mit einer Mullkompresse bedeckt. Sollten Risse (*Rhagaden*) an der Brustwarze entstehen (sehr schmerzhaft), wird nach dem Stillen eine Heilsalbe aufgetragen.

Ob Ihr Kind genügend Muttermilch bekommt, überwachen Sie am besten durch eine regelmäßige Gewichtskontrolle. Manchmal ist es notwendig, mit einer adaptierten Milch die Nahrung zu ergänzen.

Im sechsten Monat wird der Kalorienbedarf des Säuglings größer, und Sie müssen eine kalorienreiche Beikost geben. Sie besteht aus Obst- oder Gemüsebrei, Vollmilchbrei oder Gemüse-Fleisch-Brei. Das Abstillen erfolgt nach sechs bis neun Monaten durch allmählichen Über-

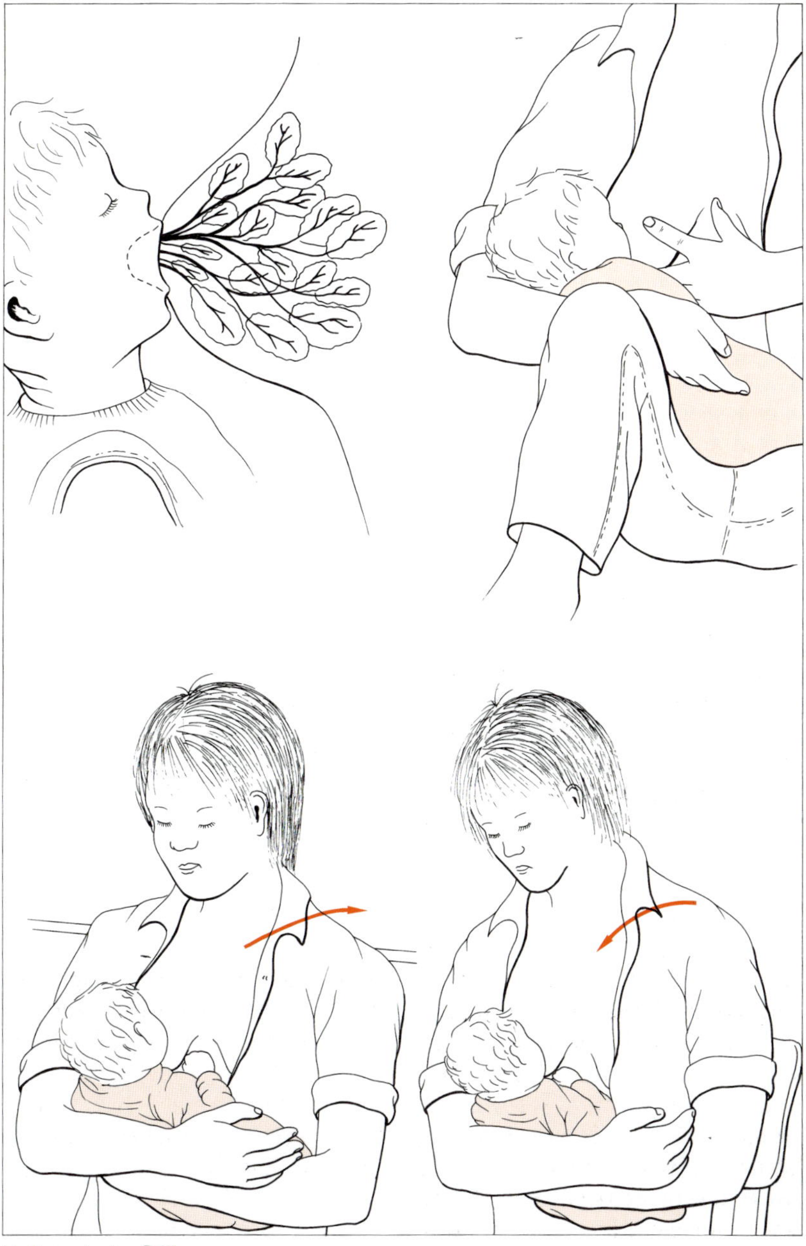

Haltung beim Stillen

gang zur Kuhmilchernährung mit Beikost (→Kuhmilchunverträglichkeit).
Wenn eine Mutter nicht stillen kann oder andere Gründe dagegen sprechen (Diskussion um die Verträglichkeit der Muttermilch, Gehalt an Schwermetallen und chlorierten Kohlenwasserstoffen), dann verwendet man eine adaptierte Fertignahrung. Sie ist der Muttermilch angepaßt und weitgehend keimfrei. Das erklärt auch den Rückgang der Durchfallerkrankungen im ersten Lebensjahr. Auch hier ist Hygiene erforderlich. Die Flasche und der Sauger müssen gründlich gereinigt werden (Auskochen oder Sterilisator). Die Zubereitung erfolgt nach der Gebrauchsanweisung auf der Packung.
Bei der Ernährung mit Muttermilch oder adaptierter Fertignahrung ist darauf zu achten, daß das fehlende Vitamin D (täglich 400–500 E) zusätzlich gegeben wird. Die Muttermilch hat zu wenig Vitamin K. Dieses sollte in den ersten drei Monaten zweimal pro Woche gegeben werden. Lassen Sie sich von Ihrem Kinderarzt beraten.

Schädel-Hirn-Trauma

Unfälle kommen bei Kindern im Alter zwischen zwei und sechs Jahren besonders häufig vor. Bei kleinen Kindern handelt es sich vorwiegend um Stürze vom Wickeltisch und bei älteren Kindern um Verkehrsunfälle. Sie können eine Gehirnerschütterung hervorrufen und durch eine scharfe Gewalteinwirkung den Schädelknochen, die harte Hirnhaut und auch das Gehirn verletzen.
Bei einer **Gehirnerschütterung**, die ein leichterer Grad einer Hirnschädigung ist, geht das Bewußtsein kurzfristig verloren. Kopfschmerzen mit Brechreiz und Erbrechen sind häufig. Das Kind erinnert sich nicht an das Unfallgeschehen und hat auch kurz danach Gedächtnislücken. Die Pupillen sind verschieden groß und reagieren nicht auf grelles Licht.
Bei einem stärkeren Verletzungsgrad liegt eine **Gehirnprellung** vor. Die Bewußtseinsstörung kann über Tage und Wochen bestehenbleiben, und es kann zu zentralen Störungen des Kreislaufs, der Atmung, zu spastischen Lähmungen und zu Krämpfen kommen.
Bei einer **Hirnquetschung** durch eine offene Schädel-Hirn-Verletzung (Schädelbasisbruch) fließt Blut aus dem Ohr, manchmal auch aus Nase und Mund.
Wichtig ist bei einer Bewußtlosigkeit, daß Sie die Atmung überprüfen und gegebenenfalls die Atemspende durchführen (→Beatmung). Achten Sie auf die richtige Lagerung des verletzten Kindes, damit Erbrochenes oder Blut aus dem Mund fließen können und nicht eingeatmet werden (→Ersticken).
Sie sollten bei jeder Schädel-Hirn-Verletzung einen Arzt rufen. Er wird entscheiden, ob Ihr Kind zur Beobachtung in ein Krankenhaus eingeliefert wird.

Bei einer leichten Gehirnerschütterung reicht es meist schon aus, wenn das Kind Bettruhe einhält. Es erholt sich schnell, und die Verletzung ist folgenlos.
Offene Verletzungen gehören zur Behandlung in eine neurochirurgische Klinik. Dort können alle Untersuchungen stattfinden, um festzustellen, ob ein chirurgischer Eingriff vorgenommen werden muß. Bei einer Bewußtlosigkeit werden die Atmung, die Herztätigkeit und der Kreislauf ständig beobachtet. Erstaunlich ist, daß auch bei schwereren Schädel-Hirn-Verletzungen von Kindern die Erscheinungen gut zurückgehen.

Scharlach

ist eine ansteckende Infektionskrankheit, die durch →Bakterien *(Streptokokken)* hervorgerufen wird. Die Übertragung erfolgt durch Tröpfcheninfektion oder direkten Kontakt von Mensch zu Mensch. Die Ansteckungsgefahr beginnt sofort und läßt nach der Behandlung mit Antibiotika nach. Die Inkubationszeit ist sehr kurz und liegt unter einer Woche.
Die Krankheit ist epidemisch. Eine Immunität wird nach überstandener Krankheit möglicherweise nicht erreicht, da es viele Erregertypen gibt. Die häufigsten Erkrankungen kommen zwischen dem vierten und zwölften Lebensjahr vor.
Die Krankheit beginnt mit plötzlich eintretendem hohem Fieber und einer Angina. Der Hautausschlag tritt nach 12 Stunden am ganzen Körper auf. Es sind kleine erhabene und dichtstehende rote Flecken (ähnlich einem Sandpapier). Besonders stark ist er am Bauch und auf den Oberschenkeln und in den Beugefalten der Gelenke. Das Gesicht ist meistens nicht betroffen, jedoch sind die Wangen stark gerötet und die Haut um den Mund ist sehr blaß. Die Halslymphknoten sind geschwollen. Die anfangs weißlich belegte Zunge zeigt nach ein paar Tagen eine starke Rötung (Himbeerzunge).
Durch eine rechtzeitige Penizillinbehandlung blaßt der Ausschlag nach drei Tagen wieder ab. In der zweiten Woche beginnt eine Hautschuppung zuerst im Gesicht. Danach löst sich in der dritten Woche die Haut großflächig am ganzen Körper.
Komplikationen sind heute selten. Eine Krankenhausbehandlung ist im allgemeinen nicht notwendig. Sie sollten Ihr Kind jedoch isolieren und Bettruhe einhalten lassen. Außer Penizillin sollten Sie Ihrem Kind eine leichte Kost geben und wegen des Erbrechens und Fiebers ausreichend Flüssigkeit zuführen.
In der Regel kann das Kind nach fünf bis zehn Tagen wieder in die Schule oder den Kindergarten gehen.
Der Urin sollte während und noch einige Wochen nach der Erkrankung auf rote Blutkörperchen wegen der Gefahr einer *Nephritis* (→Harnwegsinfektion) kontrolliert werden.

Scheuermannsche Krankheit

→Wirbelsäulenerkrankungen

Schilddrüsenunterfunktion

(Hypothyreose)

Im Kindesalter ist eine Unterfunktion der Schilddrüse angeboren. Sie beruht entweder auf einem Fehlen oder einer Unterentwicklung der Schilddrüse. Die Ursache ist unbekannt. Die Häufigkeit liegt heute bei 0,35 Promille. Durch eine regelmäßige Untersuchung aller Neugeborenen wird dieser Schaden rechtzeitig erkannt. Die Gabe des fehlenden Schilddrüsenhormons verhindert das Krankheitsbild.

Zunächst fehlen die Krankheitserscheinungen nach der Geburt. Die Säuglinge haben eine verlängerte Gelbsucht und sind besonders ruhig. Sie sind trinkfaul und neigen zu Verstopfung. Die Haut ist trocken und schuppig, die Haare sind struppig. Im weiteren Verlauf verzögert sich das Wachstum, die Haut wird teigig und ist gelblich-blaß. Wenn das Kind unbehandelt bliebe, würde sich ein schweres Krankheitsbild entwickeln mit Minderwuchs und geistiger und psychischer Entwicklungsstörung.

Durch tägliche Tabletteneinnahme wird das fehlende Schilddrüsenhormon ersetzt. Der Bedarf wird der Entwicklung angepaßt und steigt mit zunehmendem Alter. Die Behandlung muß lebenslang erfolgen. Dadurch wird aber eine normale Entwicklung des Kindes gewährleistet.

Schnupfen

(Rhinitis)

Ein infektiöser Schnupfen wird meist durch Viren (Rhinoviren) hervorgerufen. Seltener sind Bakterien z.B. Keuchhustenbakterien die Erreger. Ein nichtinfektiöser Schnupfen wird durch eine Allergie z.B. Heuschnupfen hervorgerufen.

Die Übertragung erfolgt durch Tröpfcheninfektion. Sie ist im Kindergarten oder in der Schule schnell gegeben.

Bei einer Virusinfektion beginnt der Schnupfen mit Niesen, Verstopfung der Nase und Kopfschmerzen. Fieber muß nicht vorkommen. Die Nasenschleimhaut ist stark geschwollen und eine schleimige Flüssigkeit fließt ab. Wenn diese gelblich verfärbt ist sind Eiterzellen vorhanden, was auf eine bakterielle Infektion schließen läßt.

Eine Ausweitung der Infektion führt zu Heiserkeit und Husten, zu Halsschmerzen und tränenden Augen. Meist ist der Schnupfen nach einer Woche wieder verschwunden. Bei längerem Anhalten kann eine Stirnhöhlen, Kiefernhöhlen- oder eine Mittelohrentzündung vorliegen.

Die Beschwerden können auch länger dauern, wenn bei einer allergischen Nasenschleimentzündung die Ursache anhält (Pollenflug).

Zur Behandlung empfiehlt sich ein heißes Schwitzbad mit ätherischen

Ölen, Inhalieren und die Gabe von schleimhautabschwellenden Nasentropfen. Bei einer bakteriellen Zweitinfektion kann ein Antibiotikum zur Verkürzung der Beschwerden und Verhütung von Komplikationen gegeben werden.
Die Behandlung bei Heuschnupfen →Heuschnupfen.

Schock

Ein Schock tritt plötzlich oder allmählich auf. Dabei handelt es sich um eine Schwächung oder ein völliges Versagen des Kreislaufs mit einer verminderten Blutzirkulation. Die Ursachen sind verschieden, die Symptome jedoch sind ähnlich. Ein Schock kann ausgelöst werden durch Unfall, Infektionskrankheiten, Stoffwechselentgleisungen und schwere Allergien. In jedem Fall besteht Lebensgefahr.
Typisch sind Blässe und kalter Schweiß, die bläulichen Lippen, Unruhe und Verwirrtheit, gelegentliches Erbrechen. Der Blutdruck ist erniedrigt, der Puls beschleunigt, dann schwächer werdend und schließlich überhaupt nicht mehr fühlbar.
Tritt nach anfänglicher Bewußtseinstrübung eine Bewußtlosigkeit ein, ist das ein sehr ernster Zustand.
Rufen Sie für diesen medizinischen Notfall den Arzt herbei. Bis zu seinem Eintreffen sollten Sie die erforderlichen Maßnahmen einleiten (→Beatmung, →Blutungen, →Bewußtlosigkeit, →Ersticken).

Schuppenflechte

→ Psoriasis

Schwerhörigkeit

Die Überprüfung des Gehörs im Säuglings- und Kleinkindalter während der Vorsorgeuntersuchungen hat eine große Bedeutung, weil das Sprechenlernen vom Hören abhängig ist.
Eine Hörstörung kann die verschiedensten Gründe haben:

1. Fremdkörper im äußeren Gehörgang, Verhärtung von Ohrenschmalz (Pfropf), Wasser (vom Baden).
2. Mittelohrentzündung.
3. Schädigung des Innenohrs als Folge von Infektionen.
4. Eine Hörnervschädigung.

Innenohrschwerhörigkeit kann durch eine vorgeburtliche Schädigung erfolgen (→Röteln oder →Zytomegalie), durch eine →Hirnhautentzündung oder →Gehirnentzündung und durch Überdosierung von Medikamenten (Antibiotika). Auch ein Unfall kann den Hörnerv schädigen.
Eine Hörstörung liegt vor, wenn ein Säugling sich nicht Geräuschen zuwendet. Bei Kleinkindern ist ein verzögertes oder fehlendes Sprechenlernen ein Indiz für eine Schwerhörigkeit oder Taubheit. Im Schulalter kann auch ein Desinteresse an der Schule schon ein Zeichen einer Hörstörung sein.
Durch die frühzeitigen Vorsorgeun-

tersuchungen und eine gründliche fachärztliche Betreuung kann eine Therapie rechtzeitig eingeleitet werden. Sie ist abhängig vom Ausmaß der Störung. Die heutige Technik (Hörgeräte) und operative Eingriffe helfen den Kindern bei der Überwindung von Schwerhörigkeit.

Seborrhoische Dermatitis

→Gneis

Senkfuß

→Fußschäden

Sepsis

→Blutvergiftung

Septische Arthritis

→Gelenkentzündung

Sichelfuß

→Fußschäden

SIDS

→Plötzlicher Kindstod

Sinusitis

→Nasennebenhöhlenentzündung

Skabies

→Krätze

Skoliose

→Wirbelsäulenerkrankungen

Sonnenbrand

ist eine Verbrennung der Haut infolge übermäßiger Sonnenlichteinstrahlung. Bei normaler Lichtempfindlichkeit ist der UV-B-Anteil des Sonnenlichtes gefährlich. Durch die Hauterwärmung bildet sich zunächst ein *Hitzeerythem* (Hautrötung), das nach etwa ein bis drei Stunden in das *Ultravioletterythem* übergeht. Diese Hautreizung hält etwa drei bis vier Tage an. Bei großflächigem Sonnenbrand können sich Fieber und Kopfschmerzen einstellen.

Bei einem normalen Sonnenbrand helfen kalte Umschläge gegen den Brandschmerz. Tragen Sie kortisonhaltige Lotionen auf die Haut und später eine Creme gegen die Austrocknung auf.

Am besten ist es, sich mit ausreichender Bekleidung und Kopfbedeckung gegen die schädlichen UV-B-Strahlen zu schützen. Schützen Sie Ihren Säugling oder Ihr Kleinkind im Freien durch einen Sonnenschirm und im Sommer mit nicht zu warmer Kleidung. Wichtig ist bei Ausflügen in die Berge und an Seen ein ausreichender Sonnenschutz mit einem hohen Schutzfaktor (am besten dem höchsten). Auch bei Bewölkung und Nebel ist die Strahlung vorhanden. Denken Sie daran, daß durch häufige Verbrennungen die Haut auf Dauer geschädigt wird und sich Spätfolgen (Krebs) einstellen können.

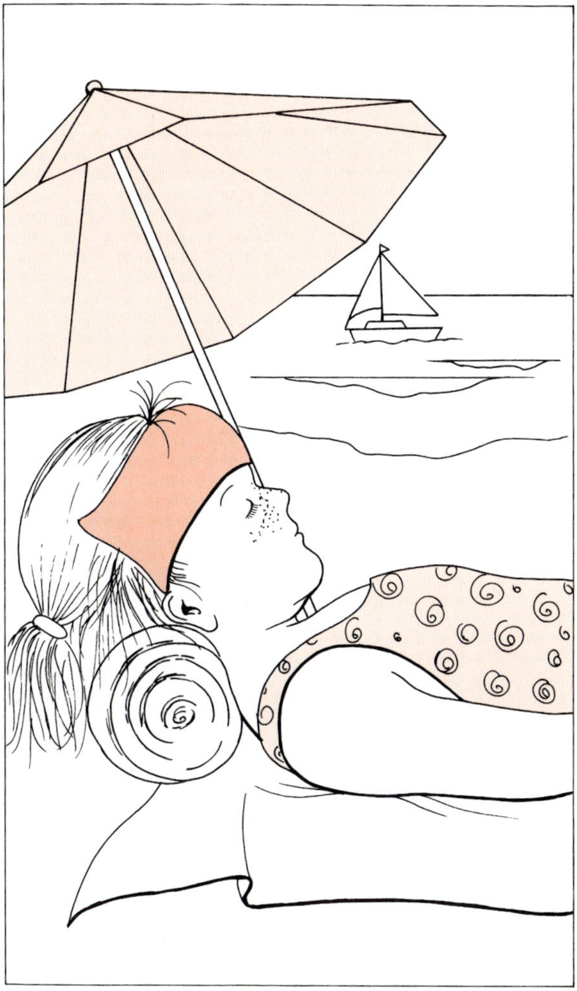

Lagerung bei einem Sonnenstich

Sonnenstich

tritt infolge von zu langer Bestrahlung des Kopfes und Nackens auf. Gefährdet sind vor allem Säuglinge und Kleinkinder mit wenigem Kopfhaar.
Ein roter heißer Kopf und eine kühle Körperhaut sind Anzeichen für einen Sonnenstich. Die Kinder werden unruhig und klagen über Kopfschmerzen und Übelkeit. Weitere Stadien sind, je nach Sonneneinwirkung, Erbrechen, Ohrensausen, Nackensteifigkeit und Bewußtseinsschwund.

Sorgen Sie für einen schattigen Platz und lagern Sie den Kopf des Kindes mit einer Nackenrolle hoch. Kühlen Sie ihn mit naßkalten Tüchern.

Weitere Behandlungen, wenn notwendig (→Hitzschlag).

Sonographie

→Apparative Diagnoseverfahren

Soor

(Candida albicans)

Dabei handelt es sich um eine Infektion mit Hefepilzen. Die Verbreitung hat in letzter Zeit wieder zugenommen. Die Pilze kommen beim Menschen und auf Gegenständen vor. Die Übertragung kann schon bei der Geburt in der mütterlichen Scheide erfolgen. Die Pilze lieben Feuchtigkeit und finden sie leicht im Windelbereich und in feuchten Hautfalten. Bei Erwachsenen findet die Übertragung durch Geschlechtsverkehr statt.

Mundsoor kommt bei Säuglingen recht häufig vor. Er bildet sich an den Schleimhäuten im Mund aus. Es zeigen sich weiße, fleckige Beläge, die fest haften. Es kommt zu punktförmigen leichten Blutungen, wenn man versucht, die Flecken wegzu-

Spina bifida
Einfacher Wirbelspalt (links), offener Wirbelspalt (rechts)

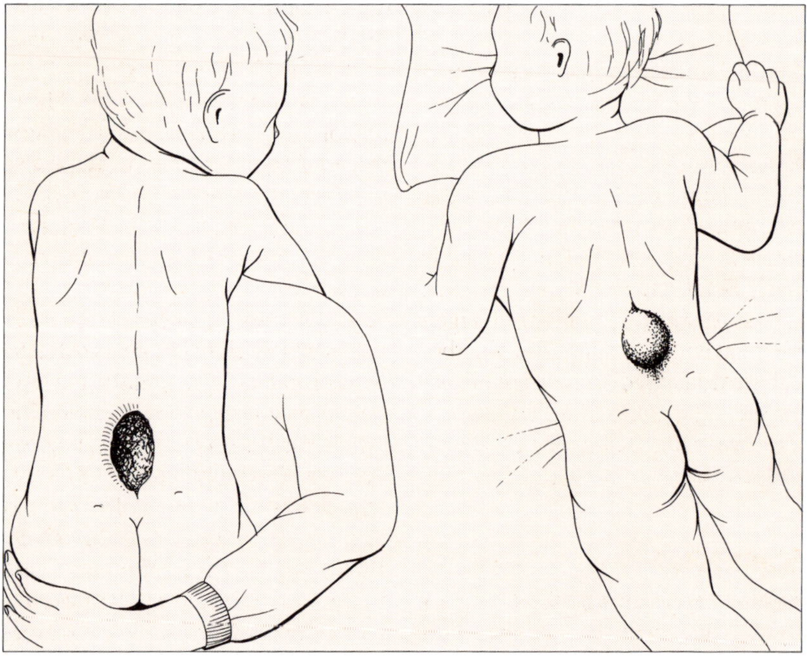

wischen. Die Pilzbeläge sind vorwiegend am Gaumen und an der Wangenschleimhaut zu finden, sie können aber auch die Zunge und das Zahnfleisch bedecken.

Hautsoor *(Soordermatitis)* ist eine Hautentzündung mit Pilzen aus dem Magen-Darm-Trakt, die sich um den After, im Genitalbereich und manchmal in der Leistengegend und den Achseln ausbreitet. Es entstehen scharfrandige rötliche Flecken und/oder Bläschen, die sich auch flächenhaft ausbreiten können. Gelegentlich ist die Haut geschwollen.

Zur Vorbeugung sollten Sie sämtliche Gegenstände wie Schnuller, Fläschchen und Sauger desinfizieren (am besten durch fünfminütiges Auskochen). Eine stillende Mutter sollte ihre Brustwarzen ebenfalls behandeln.

Die Behandlung erfolgt durch den Arzt, der die genaue Diagnose mittels eines Hautabstrichs stellen kann. Die einzusetzenden Medikamente hemmen das Wachstum der Soorpilze oder töten die Mikroorganismen. Die Anwendung findet je nach Befall statt. Am wirksamsten ist das Auspinseln mit einer 1%igen Gentianaviolettlösung. Bei Hautbefall wird das Medikament auf die befallenen Hautstellen aufgetragen.

Zur weiteren Behandlung →Windeldermatitis.

Spina bifida

ist eine angeborene Spaltbildung der Wirbelsäule in verschiedenen Formen. Die Ursache dieser Erscheinung ist unbekannt, jedoch können *Meningomyelozelen* familiär gehäuft vorkommen.

Der **einfache Wirbelspalt** *(Spina bifida occulta)* ist meistens nach außen nicht sichtbar und verursacht keine Beschwerden. Manchmal verrät eine kleine Vertiefung im unteren Rükkenbereich einen vorliegenden Wirbelspalt, oder er wird zufällig durch eine Röntgenuntersuchung entdeckt. Pigmentflecken und behaarte Hautmale in dem Bereich können ein Hinweis auf eine Spaltbildung sein.

Der **offene Wirbelspalt** *(Spina bifida aperta)* wird dadurch angezeigt, daß die Wirbelbögen im unteren Lendenbereich gespalten sind und sich die Rückenmarkshäute nach außen stülpen, einen Sack bilden. Darin befinden sich Gehirn- und Rückenmarksflüssigkeit. Diese Form ist eine *Meningozele* (Hirnhautbruch) und hat keine Lähmungen zur Folge. Wichtig ist eine sofortige Operation, damit der Sack nicht platzt, weil eindringende Bakterien eine Hirnhautentzündung hervorrufen können.

Eine *Meningomyelozele* liegt dann vor, wenn in den Sack eines offenen Wirbelspaltes Rückenmarksgewebe und Nervenwurzeln austreten. Oft bildet sich bei einer Meningomyelozele ein Hydrozephalus (→Wasserkopf), weil durch eine Hirnfehlbildung eine Abflußstörung der Hirnflüssigkeit besteht. Bei dieser Form treten Lähmungen unterschiedlichen Grades auf. Das ist abhängig

von der Lage des Wirbelspaltes, je höher er liegt, um so stärker sind die Lähmungen. Sie können bis zur totalen Querschnittlähmung mit einer gestörten Blasen- und Darmentleerung gehen. Nicht selten liegen eine Hüftgelenksverrenkung und eine Klumpfußbildung vor.
Die Behandlung einer Meningomyelozele findet möglichst in den ersten Stunden nach der Geburt durch eine Operation statt, weil durch eine aufsteigende Infektion die Gefahr einer eitrigen Hirnhautentzündung besteht. Die Operationen verlaufen meistens ohne Komplikationen, und die Heilungsaussichten sind durchschnittlich recht gut. So sind etwa 20% aller operierten Kinder wieder voll leistungsfähig, 50% haben teilweise und 20% eine vollständige Beinlähmung. In leichten Fällen wird eine Krankengymnastik erhebliche Verbesserungen des Zustandes erreichen, in schweren Fällen wird eine Therapie kaum Besserung bringen.
Die Häufigkeit einer Meningomyelozele liegt bei ein bis zwei Promille. Eine pränatale Diagnose kann in der Frühschwangerschaft durch eine Fruchtwasserpunktion und Untersuchung auf Azetylcholinesterase und Alpha-Fetoprotein gestellt werden.

Spreizfuß

→Fußschäden

Stillsche Krankheitsform

→Gelenkentzündung

Struma

→Kropf

Stromschlag

Die meisten Unfälle entstehen durch schadhafte Stromleitungen (Stekker, Steckdose). Bei einer Hochspannungsleitung von über 1000 Volt ist schon die Nähe (Lichtbogen) gefährlich.
Hat Ihr Kind einen stromführenden Gegenstand in der Hand, erzeugt der Stromfluß Muskelverkrampfungen, Herz- und Atemstillstand. Durch die Muskelverkrampfungen kann das Kind den Gegenstand nicht mehr loslassen. An den Ein- und Austrittsstellen kommt es zu Verbrennungen mit bräunlicher oder schwarzer Hautverfärbung.
Folgende Maßnahmen sind sofort zu unternehmen:

1. Sie müssen das Kind aus dem Stromkreis lösen, indem Sie den Strom abschalten, den Stecker herausziehen oder die Sicherung herausnehmen.
2. Ist das nicht möglich, müssen Sie das Kind vom stromführenden Gegenstand befreien, ohne sich selbst zu gefährden. Das geschieht mit Hilfe eines Besenstiels, wobei Sie sich zum Fußboden isolieren (Gummimatte, trockenes Holzbrett, dicke Zeitung). Dabei sollten Sie nichts an-

deres berühren (Wand, Regal etc.). Bei einer Hochspannungsleitung muß der Stromkreis abgeschaltet werden. Rufen Sie das Fachpersonal.

3. Nachdem die Stromleitung unterbrochen wurde, rufen Sie sofort den Notarzt. Bevor er eintrifft, unternehmen Sie die nötigen Erste-Hilfe-Schritte (→Bewußtlosigkeit, →Beatmung, →Herzstillstand).

Szintigramm

→Apparative Diagnoseverfahren

T

Taubheit

→Schwerhörigkeit

Tetanus

→Wundstarrkrampf

Tonsillitis

→Mandelentzündung

Toxoplasmose

ist eine Infektionskrankheit durch Einzeller. Es sind Parasiten, die bei Haus- und Schlachttieren, bei vielen Vogelarten und einigen Reptilien vorkommen und auf Menschen übertragen werden.

Eine angeborene Infektion ist sehr selten, weil die meisten Schwangeren durch eine »stille Feiung« immun geworden sind. Es ist ratsam, vor der Schwangerschaft einen Toxoplasmosetest durchführen zu lassen. Ist die Immunität nicht erlangt, sollte eine Schwangere in der zweiten Hälfte der Schwangerschaft auf rohes oder nicht durchgegartes Fleisch, auf rohe Eier und rohe Milch vom Bauernhof verzichten. Die Heilungs- und Überlebensaussichten einer angeborenen Toxoplasmose sind sehr schlecht.

Die meisten Menschen setzen sich im Laufe des Lebens mit diesen Parasiten auseinander, ohne daß ernsthafte Schädigungen vorkommen. Meistens wird die Toxoplasmose nur als grippaler Infekt wahrgenommen oder es sind keine Krankheitserscheinungen vorhanden.

Bei Kindern kann sich sehr selten außer einer Lymphknotenschwellung eine Entzündung des zentralen Nervensystems ergeben (→Gehirnentzündung, →Hirnhautentzündung). Eine Entwicklung eines →Wasserkopfes ist nicht ausgeschlossen.

Tränen-Nasen-Gang-Verstopfung

kommt gelegentlich bei Neugeborenen vor, weil der Tränen-Nasen-Gang noch unterentwickelt oder zu eng ist.

Bakterien haben dann die Möglichkeit, sich in der zurückgestauten Tränenflüssigkeit anzusiedeln und eine →Augenbindehautentzündung zu verursachen.

Wenn sich Tränenflüssigkeit staut, obwohl der Säugling nicht weint, sollten Sie die Absonderung auswaschen. Nehmen Sie einen in lauwarmes Wasser getupften Wattebausch und wischen Sie die Augen vom äußeren zum inneren Lidwinkel aus. Wenn sich keine Besserung einstellt, suchen Sie Ihren Arzt auf, der das Problem unter örtlicher Betäubung beseitigen kann.

Trisomie 21

→Down-Syndrom

Tuberkulose

ist eine Infektionskrankheit, die durch Tuberkelbakterien hervorgerufen wird. Sie tritt in entwickelten Ländern nicht mehr häufig auf. Das hängt mit veränderten Hygienebedingungen zusammen, ist aber auch auf die verbreitete Schutzimpfung (BCG) zurückzuführen. Die Übertragung erfolgt durch Tröpfcheninfektion von Mensch zu Mensch. Die Inkubationszeit beträgt vier bis acht Wochen.

Es erkranken heute nur noch Menschen mit geschwächter Abwehrkraft, Säuglinge und Kleinkinder.

Am häufigsten sind die Lungen befallen. Bei Kindern können zuerst auch die Gaumenmandeln infiziert sein. Ganz selten ist eine Haut- oder Darmentzündung. Möglich ist außerdem eine Beteiligung von Gehirn, Hirnhäuten, Knochen und Nieren.

Zu Beginn einer Tuberkulose ist es möglich, daß sich keine oder wenige Krankheitserscheinungen einstellen. Temperaturerhöhungen sind sehr schwankend. Manchmal sehen die Kinder blaß aus, haben wenig Appetit, sind müde und schnell erschöpft. Das Gewicht nimmt ab. Bei schweren Erkrankungen kommt es zu Atemnot und einer feuchten Rippenfellentzündung.

Je nach Schwere der Erkrankung findet die Behandlung auf einer Isolierstation in einer Klinik oder unter Antibiotika zu Hause statt.

Typhus

ist eine Darminfektion durch Salmonellen. Die Übertragung erfolgt meistens durch Nahrungsmittel und infiziertes Wasser. Der Typhus tritt heute in zivilisierten Ländern kaum noch auf, wird aber durch den Ferntourismus wieder bei uns eingeschleppt.

Die infizierten Patienten fühlen sich schwer krank und haben hohes Fieber, manchmal wochenlang (→Exsikkose). Sie haben keinen Appetit und sind benommen. Sie klagen über Kopf- und Bauchschmerzen und Verstopfung. Rote Flecken zeigen sich auf der Bauchhaut, und der Bauch ist gebläht.

Heute muß die Behandlung nicht mehr grundsätzlich im Krankenhaus erfolgen, sie ist jedoch meldepflichtig.

U

Übergewicht

ist meistens ein Mißverhältnis der Ernährungsbilanz. Wenn der Kalorienverbrauch zu gering ist, kann ein Ausgleich durch eine sportliche Betätigung erfolgen.
Psychologisch bedingtes Übergewicht sollte mit einem Fachmann besprochen und behandelt werden.
In Gesprächen mit dem behandelnden Arzt werden Sie zu Lösungsmöglichkeiten finden. Je früher Sie eine Behandlung gegen das Übergewicht vornehmen, desto besser ist das für die Entwicklung Ihres Kindes.
Die Eßgewohnheiten in der Familie sind meistens der Grundstein für ein Übergewicht.
Vermeiden Sie daher die Aufnahme von Nahrungs- und Genußmitteln außerhalb der normalen Essenszeiten.
Achten Sie beim Einkauf auf einen ausgewogenen Speisezettel Ihres Kindes (→Freßsucht).

Ultraschalluntersuchung

→Apparative Diagnoseverfahren

Unfall

Durch einen Unfall sterben heute am meisten Kinder im Alter bis zu 15 Jahren.
Viele dieser Unfälle sind vermeidbar, denn gerade bei Säuglingen und Kleinkindern ereignen sie sich im Haus und in Gegenwart der Eltern.
Sollte sich ein Unfall ereignet haben, beachten Sie bitte die Maßnahmen zur →Ersten Hilfe.

Unfallverhütung

Einem Unfall Ihres Säuglings oder Kleinkindes können Sie vorbeugen, wenn Sie folgendes beachten:

1. Lassen Sie Ihr Baby nie unbeobachtet auf dem Wickeltisch, wenn Sie abgelenkt werden (Telefon, Türklingel). Nehmen Sie es mit oder legen Sie es ins Bett.

2. Vermeiden Sie scharfe Kanten und Ecken an Einrichtungsgegenständen. Wenn vorhanden, sollten diese für die Zeit des Kleinkindalters kindersicher gemacht werden (Abpolstern).

3. In Greifhöhe des Kindes sollten keine zerbrechlichen Gegenstände liegen oder stehen. Das gilt auch für schwere Gegenstände, die herunterfallen könnten (Bücher).

4. Steckdosen können durch überall erhältliche Kindersicherungen gesichert werden.

5. Stromführende Kabel (Radio, Fernseher, Stehlampe) sollten versteckt geführt sein (Kleinkinder beißen in alles).

6. Sichern Sie Ihre Schranktüren und Schubladen durch Kindersi-

cherungen, es erspart Ihnen auch Arbeit.

7. Das Zuschlagen von Türen ist durch Keile vermeidbar.

8. Sichern Sie Bad- und Spültischtüren. Vergiftungsgefahr!

9. Kindergitter vor Treppenauf- und -abgängen und offenen Feuerstellen (Kamin) sowie an Balkontüren.

10. Der Herd oder Ofen ist immer wieder Anziehungspunkt für die Kleinen. Große Gefahren lauern hier durch Verbrennungen oder Verbrühungen. Sichern Sie diese Gefahrenquelle durch entsprechende Maßnahmen (z. B. Töpfe mit heißem Gut nicht auf den vorderen Kochstellen).

11. Handwerkszeug und Gartengeräte sollten unzugänglich sein. Dazu gehören auch Chemikalien für den Garten.

12. Teiche oder Badeeinrichtungen im Garten sind eine große Gefahrenquelle. Hier ist größte Aufmerksamkeit geboten. Lassen Sie Ihr Kind nie allein.

Urtikaria

→Nesselsucht

V

Verbrennungen/Verbrühungen

Verbrennungen sind Schädigungen der Haut durch offenes Feuer und heiße Gegenstände. Verbrühungen sind Hautschädigungen durch heiße Flüssigkeiten und Dampf. Besonders Kleinkinder ab dem zweiten Lebensjahr und Schulkinder sind gefährdet. Verbrennungen/Verbrühungen sind die häufigste Unfallursache mit Todesfolge in dieser Altersklasse.

Die Schwere der Schädigung wird in drei Grade unterschieden:

I. Grad – eine schmerzende Rötung und Schwellung der Haut (leichter Sonnenbrand).

II. Grad – zusätzlich Blasenbildung mit Absonderung von Gewebeflüssigkeit; stärkere Schmerzen (schwerer Sonnenbrand).

III. Grad – Gewebezerstörung.

Gefährlich sind großflächige Verbrennungen und Verbrühungen, bei denen es durch Flüssigkeits- und Salzverluste zu einem Schock kommen kann, der auch zum Tod führen kann.

Soforthilfe:

1. Bei Kleider- oder Haarbränden sofort die Flammen ersticken durch das Übergießen mit Wasser oder Eintauchen in Wasser, durch Überdecken mit Mantel, Bettdecke oder Wolldecke, nas-

Maßnahmen bei Verbrennungen oder Verbrühungen

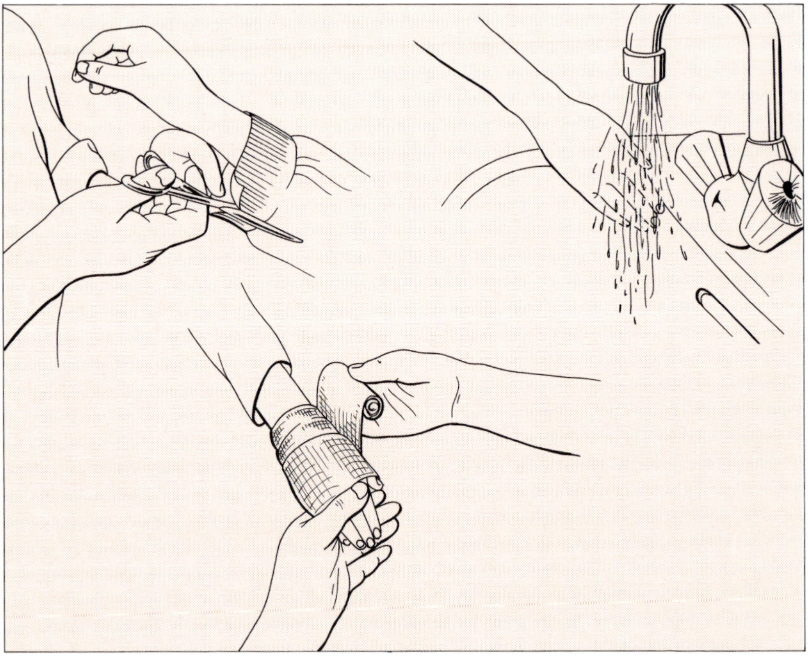

sen Bettüchern. Verwenden Sie besser keine Feuerlöscher, nicht alle sind geeignet.
2. Entfernen Sie bei Verbrühungen sofort die Kleidung. Achtung: Keine haftenden Kleidungsstükke abreißen, keine verbrannten Kleidungsstücke entfernen!
3. Bedecken Sie das Unfallopfer mit einem sauberen Bettlaken und einer Decke gegen Auskühlung (keine Wolldecke direkt auf die geschädigte Haut).
4. Verletzte Gliedmaßen (Arme, Beine) mindestens 15 Minuten in fließendes kaltes Wasser eintauchen.
5. Bei größeren Verbrennungen des Rumpfes kein kaltes Wasser verwenden (Kälteschock).
6. Verbrennungen und Verbrühungen des zweiten und dritten Grades gehören in die Behandlung eines Arztes. Lassen Sie parallel zu Ihren Erste-Hilfe-Maßnahmen einen Notarzt rufen.

Vergiftungen

kommen im Kindesalter leider viel zu häufig vor. Es sind vor allem Kleinkinder zwischen dem zweiten und dritten Lebensjahr betroffen. Sie sind neugierig und können leicht alle nicht verschlossenen Gifte erreichen, wenn sie mal kurzfristig unbeaufsichtigt sind. Im Falle einer Einnahme oder eines Kontaktes mit Gift ist es wichtig zu wissen, was und wieviel Ihr Kind eingenommen hat, damit Sie bei einem Telefonat mit Ihrem Arzt oder einer Beratungsstelle aufgrund dieser Informationen die richtigen Verhaltensmaßnahmen erfragen können. Sie sollten bei jedem Verdacht einer Giftaufnahme das Kind dem Arzt vorstellen, da lebensbedrohliche Vergiftungserscheinungen auch erst nach Stunden auftreten können.
Vergiftungen durch folgende Substanzen kommen häufig vor:
Medikamente, Haushalts- und Reinigungsmittel, Benzin, Petroleum, Dünge- und Schädlingsbekämpfungsmittel, Pilze, Rauschmittel und Umweltgifte, Pflanzen.

Atemstörungen kommen bei Schlafmittelvergiftungen und einer Überdosierung von Rauschmitteln vor. Wegen der eventuell notwendigen künstlichen Beatmung wird die Behandlung in einer Klinik (Intensivstation) vorgenommen.
Bewußtseinsverlust kann infolge einer Krankheit und bei einer möglicherweise damit einhergehenden Überdosierung von Medikamenten auftreten, aber auch nach Konsum von Alkohol, Schlaf- und Rauschmitteln sowie bei Gas- oder Rauchvergiftung.
Durchfälle treten durch Nahrungsmittel- und Pilzvergiftungen auf, durch Eisenpräparate und Nikotin.
Fieber kann durch Nahrungsmittelgifte hervorgerufen werden, durch eine Überdosierung von Medikamenten wie Aspirin oder ein Antihistaminikum gegen allergische Reaktionen.

Gelbsucht wird eventuell durch Pilzvergiftungen verursacht.
Gleichgewichtsstörungen können durch Alkoholgenuß und Antihistaminika hervorgerufen werden.
Krämpfe können durch Suchtmittel und Schnüffelstoffe ausgelöst werden, durch Asthmapräparate (Theophyllin) und Nikotin.
Wenn Sie selbst in eine Klinik fahren, sollten Sie genügend Informationen über das eingenommene Mittel mitnehmen, auch Erbrochenes.
Erbrechen nicht selbst herbeiführen, es könnte zusätzlichen Schaden anrichten (Säuren etc.).
Geben Sie Ihrem Kind keine Milch, das ist nur sinnvoll bei Laugen oder Säuren, denn sonst können fettlösliche Bestandteile des Giftstoffes noch schneller ins Blut gelangen.
Waschen Sie bei äußerlichen Verätzungen die Stellen mit viel sauberem Wasser ab (Verdünnung).
Sorgen Sie für frische Luft, wenn Ihr Kind eine Gas- oder Rauchvergiftung haben sollte. Achtung: Bei ausgeströmtem Gas besteht Explosionsgefahr! Betätigen Sie in der Nähe keine Stromquelle (Lichtschalter, Telefon).
Unternehmen Sie sofort Erste-Hilfe-Maßnahmen, wenn notwendig (→Bewußtlosigkeit, →Beatmung, →Ersticken).
Vermeiden Sie Vergiftungsmöglichkeiten, indem Sie die betreffenden Stoffe gesichert aufbewahren.

Verschlucken von Fremdkörpern

→Ersticken

Verstauchungen, Verrenkungen

sind nicht immer deutlich erkennbar. Deshalb sollten Sie in allen Fällen einen Arzt einschalten, um nicht durch eine unsachgemäße Behandlung spätere Schäden zu verursachen.
Eine Verstauchung entsteht durch eine Überdehnung der Bänder (Zerrung). Bei einer Verrenkung handelt es sich um die gewaltsame Verschiebung zweier Knochenenden in einem Gelenk (Auskugeln).
Stellen Sie das verletzte Glied ruhig, das Bein am besten mit einer Schiene, den Arm mit einem Dreieckstuch. Kühlende Umschläge lindern den Schmerz und mindern die Schwellung.

Verstopfung

(Obstipation)
Eine Verstopfung entsteht durch einen Mangel an Ballaststoffen wie Gemüse, Obst und Getreide. Durch Flüssigkeitsmangel wird der Darminhalt eingedickt und durch weiteren Flüssigkeitsentzug im Darm (längere Verweildauer) besonders hart. Ungenügende Bewegung z. B. durch Bettlägerigkeit kann zu Verstopfungen führen. Auch die Scheu vor einer unhygienischen Toilette (Schule) kann der Grund sein. Die

durch einen harten Stuhlgang hervorgerufenen Hautrisse am After sind sehr schmerzhaft und können zu Stuhlverhaltung führen, die eine Verstopfung zur Folge hat. Auch falsche Erziehungsmaßnahmen bei dem Versuch, die Kinder sauber zu bekommen, können das Stuhlverhalten beeinflussen.

Das Stuhlverhalten von Säuglingen und Kleinkindern ist individuell verschieden. Manche Säuglinge haben mehrmals am Tag Stuhlentleerungen, andere dagegen nur alle zwei bis drei Tage. Das ist normal und nicht krankhaft.

Sie sollten Ihr Kind dem Arzt vorführen, der bei genauer Untersuchung mögliche Fehlbildungen (→Hirschsprungsche Krankheit) erkennen kann.

Durch eine Veränderung der Ernährung wird meistens schon eine Besserung des Stuhlverhaltens erreicht. Die Gabe von Abführmitteln sollte nur in Abstimmung mit dem Arzt erfolgen. Verletzungen am After bedürfen einer ärztlichen Betreuung.

Viren

Es handelt sich dabei um Mikroorganismen. Sie sind kleiner als →Bakterien und sind die Verursacher von Infektionskrankheiten. Die Vermehrung kann nur in lebenden Zellen stattfinden, da sie keine Stoffwechselenzyme besitzen. Viren lassen sich nicht mit einem Antibiotikum zerstören. Man kann aber einige Virusinfektionen mit *Virustatika* behandeln, die das Wachstum hemmen (Idoxuridin).

Vorhautverengung

(Phimose)

ist eine nicht krankhafte Erscheinung bei Säuglingen und Kleinkindern, die sich in den ersten zwei bis drei Jahren von selbst löst. Dabei handelt es sich um eine Verklebung an der Eichel. Wenden Sie keine Dehnungsversuche an, denn dadurch können Schädigungen der Vorhaut eintreten. Normalerweise ist die Öffnung der Vorhaut groß genug, um den Urin durchzulassen.

In wenigen Fällen kommt es zu Urinansammlungen hinter der Vorhaut, weil der Durchlaß zu eng ist. Das führt zu Entzündungen am Glied. Hier muß eine Beschneidung (*Zirkumzision*) vorgenommen werden. Das ist ein kleiner operativer Eingriff, der im Krankenhaus durchgeführt wird.

Das gleiche gilt für den Fall, daß sich die zurückgeschobene Vorhaut nicht mehr vorschieben läßt. Hierdurch wird die Durchblutung gestört, und Sie müssen sofort ein Krankenhaus aufsuchen.

Vorsorgeuntersuchung

Um eine rechtzeitige Behandlung beginnen zu können, ist eine Früherkennung körperlicher und geistiger Störungen besonders wichtig. Jedes Kind kann sich einer kostenlosen Vorsorgeuntersuchung, die in neun Abschnitte zwischen dem ersten Le-

Lebenstag und dem fünften Lebensjahr eingeteilt ist (U1–U9), unterziehen. Die ersten beiden Untersuchungen finden meistens in der Klinik statt, die weiteren können Sie vom Arzt Ihrer Wahl ausführen lassen.

Die **U1** ist die Erstuntersuchung unmittelbar nach der Geburt. Es wird der →Apgar-Index ermittelt. Die Untersuchung des Kindspechs (→Mekonium) dient der Früherkennung der →Mukoviszidose.

Die **U2** wird zwischen dem dritten und zehnten Tag durchgeführt. Dabei werden der →Guthrie-Test und der TSH-Test (→Schilddrüsenunterfunktion) durchgeführt. Eine mögliche →Hüftdysplasie wird untersucht, und ebenso wird das Nervensystem durch bestimmte Reflexe geprüft.

Die **U3** ist meistens die erste Untersuchung bei Ihrem Kinderarzt (4.–6. Woche). Die erste Schutzimpfung findet statt, und Sie bekommen ein Rezept für Tabletten gegen Rachitis und zur Kariesprophylaxe. Der Arzt untersucht die Motorik und die Entwicklung des Nervensystems.

Bei der **U4** werden wiederum die Muskeltätigkeit und das Nervensystem sowie die Reifung des Hüftgelenks überprüft. Die Sinnesorgane werden getestet. Es finden weitere Schutzimpfungen (→Impfungen) statt. Diese Untersuchung wird zwischen dem dritten und vierten Monat durchgeführt.

Die **U5** zwischen dem sechsten und siebten Monat dient der Überprüfung von Bewegungsstörungen, des Seh- (Schielen) und Hörvermögens. Sie werden nach den alterstypischen Silbenketten gefragt, und es werden weitere →Impfungen vorgenommen.

Bei der **U6** im zehnten bis zwölften Monat werden die geistige Entwicklung und die Entwicklung der Sinnesorgane überprüft.

Die **U7** findet im Alter von 21 bis 24 Monaten statt. Sie dient der Überprüfung des Hör- und Sehvermögens und der Sprachfähigkeit. Sie werden nach der Sauberkeitsentwicklung und der Ernährung gefragt. Bei der allgemeinen Untersuchung wird wiederum die Motorik begutachtet.

Mit der **U8** im Alter von 43 bis 48 Monaten und der **U9** im Alter von 60 bis 64 Monaten werden die Sinnesorgane auf bis dahin verborgene Schädigungen hin überprüft. Der Arzt schaut auf die Körperhaltung und Körperbeherrschung, auf Verhaltensauffälligkeiten, überprüft mögliche →Fußschäden und das Gebiß auf Zahnstellungsfehler und Karies. Der Blutdruck wird gemessen und eine Urinanalyse vorgenommen.

W

Wadenwickel

→Fieber

Wasserbruch

(Hydrocele testis)

Es handelt sich um eine harmlose Erscheinung, bei der Flüssigkeit aus der Bauchhöhle in den Hodensack fließen kann infolge einer Ausstülpung des Bauchfells in den Leistenkanal. Häufig geht ein Leistenbruch mit einem Wasserbruch einher, und man wird beide Störungen gleichzeitig operativ beheben.

Kleinere *Hydrozelen* können sich im ersten Lebensjahr zurückbilden. Die Rückbildung können Sie dadurch unterstützen, daß Sie den Hodensack Ihres Jungen mit einem Zellstofftuch hochlagern.

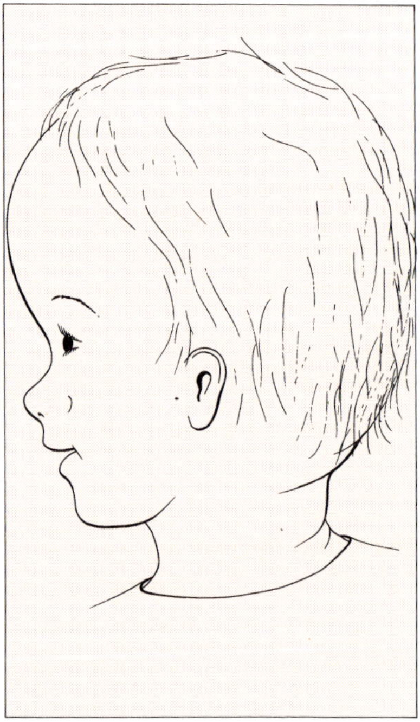

Wasserkopf

Wasserkopf

(Hydrozephalus)

Die Bildung eines Wasserkopfes kann vielfältige Gründe haben. Durch eine im Mutterleib durchgemachte Infektion kann das Neugeborene mit einem Wasserkopf auf die Welt kommen. Auch eine Hirnfehlbildung kann die Ursache dafür sein. Es kann sich aber auch um die Folge einer Erkrankung des Gehirns und der Hirnhäute handeln. Eine Vergrößerung des Kopfes entsteht durch einen Stau von Hirnflüssigkeit, bei Überproduktion dieser Flüssigkeit, durch Hirnblutungen oder eine Hirngeschwulst. Die Häufigkeit dieser Erkrankung liegt heute zwischen ein und drei Prozent.

Wegen der noch offenen Schädelnähte (→Fontanelle) kommt es zu einem beschleunigten Kopfwachstum. Typisch sind eine breite vorgewölbte Stirn und klaffende Schädelnähte sowie das Tiefertreten der Augen. Bei Kleinkindern entsteht ein erhöhter Hirndruck, da die Schädelknochen miteinander verwachsen sind. Das Kind hat Kopfschmerzen, Brechreiz und Erbrechen. In schweren Fällen kommt es zu Krampfanfällen, Lähmungen und Bewußtseinsstörungen, die zum Tod führen können.

Eine frühzeitige Operation kann die

Schädigung des Gehirns vermeiden. Bei der Operation (*Shunt-Operation*) wird ein Schlauch eingesetzt, der die Hirnflüssigkeit aus einer Hirnkammer in das Herz oder die Bauchhöhle ableitet. Ein eingesetztes Ventil verhindert, daß zuviel Liquor abfließt. Wegen des Wachstums des Kindes ist eine weitere Operation notwendig, um einen längeren Schlauch einzusetzen. Gewisse Komplikationen wie Gerinnsel oder bakterielle Infektionen können Zweitoperationen erfordern.

Wiederbelebung

→Beatmung, →Bewußtlosigkeit, →Ersticken, →Ertrinken, →Herzstillstand

Wilms-Tumor

(Nephroblastom)

ist ein von der Niere oder von Nervenzellen des Grenzstranges ausgehender bösartiger Tumor, der sehr selten vorkommt. Beschwerden werden zunächst nicht hervorgerufen. Bei einer Vorwölbung des Bauches ist der Tumor unter der Bauchdecke tastbar. Das Kind klagt über Bauchschmerzen, und im weiteren Verlauf kommt es zu Magen-Darm-Störungen mit Durchfall und Erbrechen.

Eine sichere Diagnose wird durch →Apparative Diagnoseverfahren gestellt. Die Behandlung ist recht unterschiedlich und hängt auch von möglichen *Metastasen* (Tochtergeschwülsten) ab. Die Heilungsaussichten haben sich verbessert durch Operation, Zytostatika und Bestrahlung.

Windeldermatitis

Gerade bei kleinen Kindern ist eine Hautentzündung im Windelbereich häufig. Bei einer empfindlichen Haut kann die ständige Hautreizung durch Urin und Stuhl mit Cremes nicht verhindert werden. Eine Windeldermatitis kann gleichzeitig mit einem →Ekzem auftreten.

Die Hautrötung am After und den Genitalien breitet sich rasch aus. Es entwickeln sich Knötchen und Blasen, die Haut ist geschwollen, und in schweren Fällen platzen die Blasen. Dabei kann es auch zu leichten Blutungen kommen. Pilze und Bakterien finden hier einen geeigneten Nährboden.

Wichtig ist es, die Windeln häufig zu wechseln. Lassen Sie genügend Luft an die befallenen Stellen, indem Sie mit dem Baby spielen oder es möglichst häufig mit nacktem Po strampeln lassen.

Der Verzicht auf eine festanliegende Höschenwindel kann in einem solchen Fall helfen. Verwenden Sie statt dessen Mullwindeln, die Sie locker wickeln und häufiger wechseln sollten. Verwenden Sie nach einer heilenden Wundsalbe eine feuchtigkeitsabweisende Zinkpaste. Bei nässender Haut helfen tagsüber feuchte Umschläge mit einer verdünnten Kamillenextraktlösung. Nach der Heilung wirkt die regelmä-

ßige Reinigung mit warmem Wasser vorbeugend gegen Rückfälle.
Wenn die Probleme länger anhalten, sollten Sie sich mit Ihrem Arzt beraten.

Windpocken

(Varizellen)
werden durch das Windpockenvirus hervorgerufen. Das Virus ist identisch mit dem Erreger der Gürtelrose *(Herpes zoster)*. Die Übertragung erfolgt durch Tröpfcheninfektion und durch strömende Luft, daher der Name. Die Ansteckungsgefahr besteht eine Woche vor dem Erscheinen des Hautausschlags und bis zu einer Woche danach. Die Inkubationszeit beträgt etwa zehn bis zwölf Tage. Die Erkrankung ist am häufigsten im Alter von zwei bis acht Jahren. Neugeborene und Kleinkinder sind sehr selten davon betroffen. Auch Erwachsene können sich anstecken, wenn sie noch keine Windpocken hatten.
Der Hautausschlag beginnt mit kleinen roten Flecken. Fieber fehlt meist oder ist nur leicht. Aus den Flecken entstehen kleine Knötchen und später Bläschen mit einem roten Hof. Die Ausbreitung erfolgt zuerst über den Rumpf, dann über Arme, Beine und Kopf. Die Augenlider, die Mundschleimhaut und die Scheidengegend können manchmal mitbetroffen sein. Weil ein großer Juckreiz entsteht, werden die Bläschen aufgekratzt, dann besteht die Gefahr einer Infektion mit Bakterien. An diesen Stellen bleiben Narben zurück. Die anderen Windpocken trocknen nach einigen Tagen ein und verkrusten. Ein bis zwei Wochen später fallen die Krusten ab und hinterlassen keine Spuren. In vielen Fällen entstehen während der ersten vier Tage immer wieder neue Bläschen, so daß frische Bläschen und Verkrustungen nebeneinander vorkommen.
Komplikationen können durch eine bakterielle Infektion entstehen. Dabei kann höheres Fieber eintreten. Eine Gehirnentzündung kommt sehr selten vor. Rufen Sie den Arzt, wenn hohes Fieber, Kopfschmerzen, Erbrechen und Krämpfe auftreten.

Windpocken

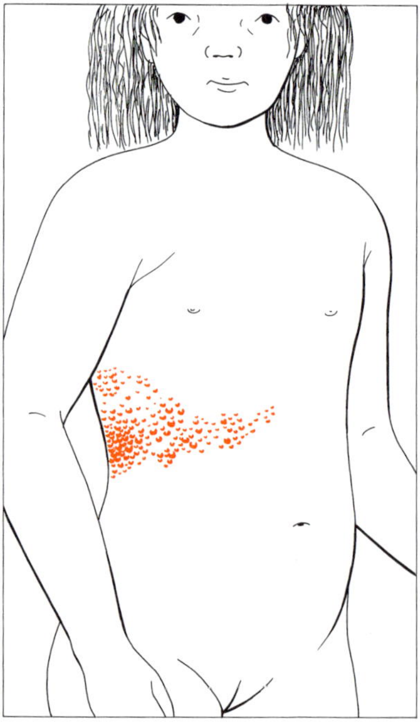

Die Behandlung erfolgt mit einer juckreizstillenden Lotion und Puder. Eine bakterielle Infektion kann mit einem Antibiotikum behandelt werden. Beim Befall der Mundschleimhäute sollten Sie dem Kind nur breiige Kost geben.

Um Kinder, die an einer Immunschwäche (*Leukämie*) leiden, vor einem schweren Verlauf einer Windpockeninfektion zu schützen, spritzt man Zoster-Immunglobulin und Aciclovir. Auch nichtschwangere Frauen, die keine Immunität besitzen, erhalten zur Verhütung einer *Varizellenembryopathie* eine aktive Impfung.

Eine durchgemachte Windpockenerkrankung führt zu einer Immunität, jedoch wird der Erreger über Jahrzehnte vorhanden bleiben. Er ruht in den Nervenzellen von Rückenmark und Hirnnerven. Durch eine Abwehrschwäche kann das Virus wieder aktiv werden und zur **Gürtelrose** führen. Es entstehen entlang dem Nervenverlauf gürtelförmige Bläschen auf der Haut (meist einseitig), die starke Nervenschmerzen verursachen. Die Bläschen sind größer als bei Windpocken und fließen zusammen. Sie befinden sich häufig am Brustkorb oder im Gesicht. Die Behandlung erfolgt wie bei den Windpocken.

Wirbelsäulenerkrankungen

Eine **Skoliose** zeigt sich durch eine seitliche Verbiegung des Rückgrats. Von einer angeborenen Skoliose sind vorwiegend Mädchen betroffen. Die Ursache ist bis heute unbekannt. Die Verbiegung ist bei Säuglingen noch nicht zu beobachten. Sie zeigt sich erst mit Beginn des Laufens und des weiteren Wachstums.

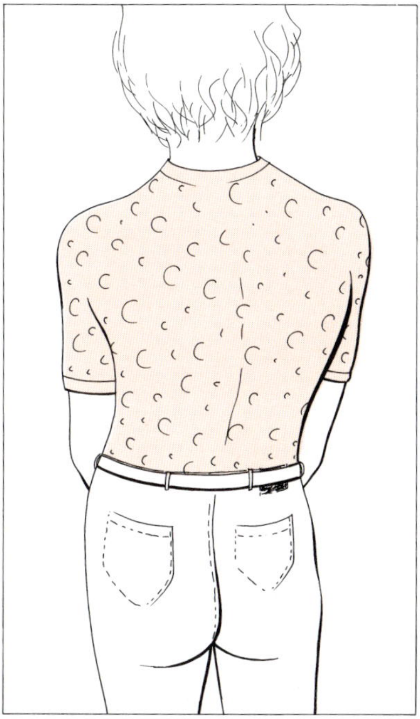

Skoliose

Als Folgeerkrankung kommt sie durch Schäden an den Wirbelkörpern, durch eine Muskelschwächung, durch eine unterschiedliche Länge der Beine oder durch eine Hüftgelenksluxation vor.

Am besten wird eine Skoliose erkannt, wenn das Kind den Oberkörper nach vorn beugt. Dabei tritt eine Seite des Rückens höckerförmig hervor.

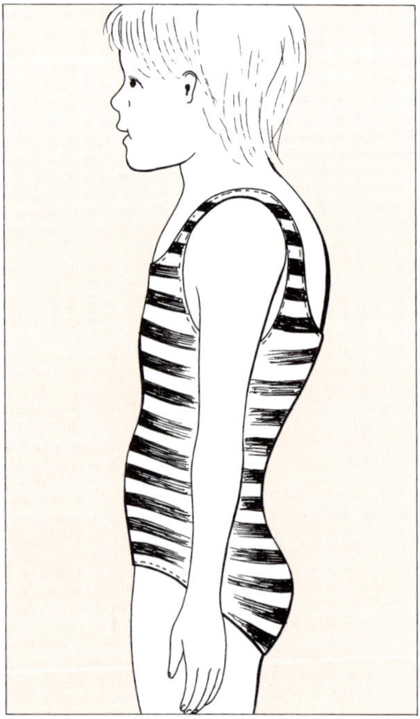

Kyphose

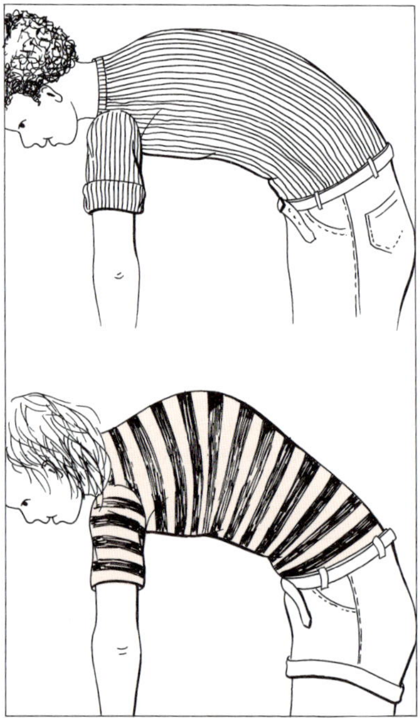

Scheuermannsche Krankheit
normale Haltung (oben)

Wie immer sind bei einer frühzeitigen Diagnose die Heilungsaussichten am besten. Krankengymnastische Übungen oder ein Korsett bessern die Situation oder führen zur Heilung. Manchmal ist jedoch ein chirurgischer Eingriff in der Orthopädie notwendig.

Eine **Kyphose** liegt vor, wenn sich eine stärkere Krümmung der Wirbelsäule im Bereich der Brustwirbelsäule und des Kreuzbeins nach hinten gebildet hat.

Durch eine angeborene Mißbildung eines Wirbelkörpers oder durch Veränderungen infolge einer →Rachitis kann sich eine Rückgratverkrümmung ausbilden. Auch eine schlechte Haltung durch Muskel- oder Bindegewebsschwäche kann eine Kyphose begünstigen.

An der **Scheuermannschen Krankheit**, bei der aus unbekannten Gründen eine nichtentzündliche Erkrankung der Wirbelsäulendeckplatten im Bereich der Brustwirbelsäule vorkommt, erkranken häufig männliche Jugendliche im Alter zwischen 10 und 18 Jahren. Auffällig ist die schlechte Haltung der Kinder.

Im weiteren Wachstumsverlauf und des Kindes kommt es zu einer verstärkt nach hinten gerichteten

Krümmung mit Bildung eines Rundrückens.

Krankengymnastik und Schwimmen können eine weitere Veränderung aufhalten. Bei einer stärkeren Ausprägung wird zur Wuchslenkung ein Stützkorsett getragen (nur im Wachstumsalter).

Die **Lordose**, auch Hohlkreuz genannt, bildet sich durch eine stärke Krümmung der Wirbelsäule nach vorn (im Lendenbereich). Eine schlecht entwickelte Muskulatur wird für diesen Haltungsfehler verantwortlich gemacht.

Durch Kräftigung der Muskulatur (Gymnastik, Schwimmen, Turnen) kann die Haltung verbessert werden. In besonderen Fällen gibt es unter orthopädischer Aufsicht Haltungsturnen und eine Krankengymnastik.

Weitere Wirbelsäulenerkrankungen →Spina bifida.

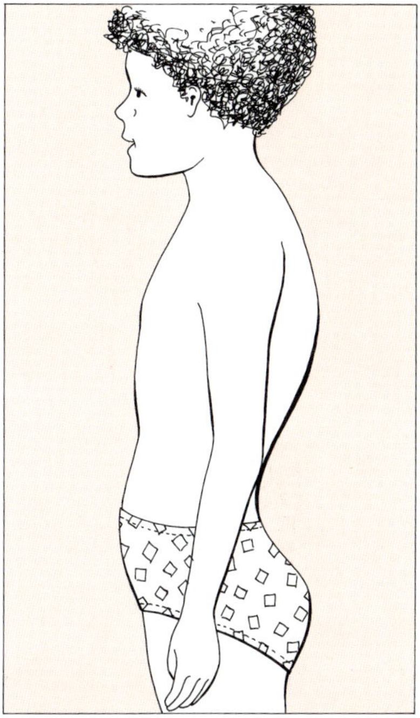

Lordose

Wundstarrkrampf

(Tetanus)

ist eine schwere Infektionskrankheit durch in die Blutbahn eingedrungene Tetanusbazillen. Diese erzeugen Giftstoffe, die schädigend auf das Nervensystem wirken. Die Erreger sind in Fäkalien, in Schmutz und Erde vorhanden und können durch kleine Verletzungen (Hautabschürfungen) in den Körper gelangen.

Heute wird jedes Kind durch eine Schutzimpfung geschützt (→Impfungen). Dadurch ist die Erkrankung selten geworden. Wenn sie aber vorkommt, verläuft sie sehr bedrohlich und muß auf der Intensivstation einer Klinik behandelt werden. Die Überlebenschancen bei Kindern haben sich in letzter Zeit verbessert.

Vorbeugend wird im Verletzungsfall die Immunität überprüft und gegebenenfalls eine Auffrischimpfung verabreicht. Es ist daher empfehlenswert, bei tiefen Schnittwunden und verschmutzten Wunden das Kind dem Arzt vorzuführen.

Würmer

kommen nicht selten vor. Es gibt in Mitteleuropa verschiedene Arten.

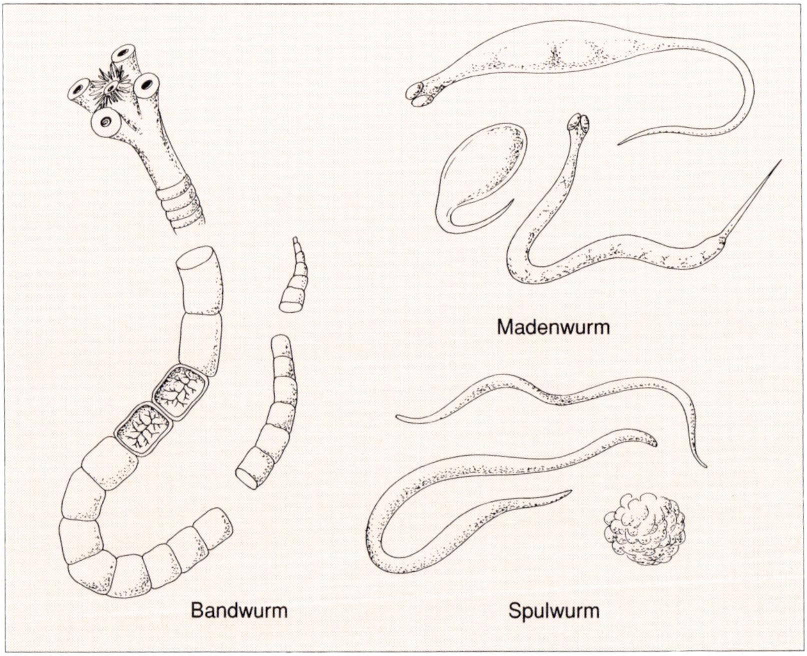

Würmer

Madenwürmer *(Oxyuren)* werden im Kontakt von Mensch zu Mensch und durch Wäsche oder Staub übertragen. Sie sind zwischen 0,5 und 1 cm lang und entwickeln sich im Dickdarm aus Larven, die im Magen aus Eiern entstanden sind. Die Würmer legen im Bereich des Afters ihre Eier ab, dadurch wird ein Juckreiz erzeugt. Die kleinen weißlichen Würmer sind am After und im Stuhl zu beobachten.

Die Behandlung erfolgt mit einer Wurmkur. Wenn mehrere Familienangehörige befallen sind, sollte die Behandlung gleichzeitig erfolgen, um Neuansteckungen zu vermeiden.

Wichtig sind hygienische Maßnahmen, wie häufiges Händewaschen, tägliches Wechseln der Unterwäsche und der Bettwäsche.

Spulwürmer *(Askariden)* gelangen durch verunreinigtes Wasser oder Nahrungsmittel in den Körper. Die Eier befinden sich im Erdboden und können über die Hände in den Mund gelangen. Es sind Rundwürmer, die 18–20 cm lang werden. Die Larven entwickeln sich im Dünndarm. Sie durchbohren die Darmwand und gelangen über die Blutbahn in verschiedene Organe und von da in den Darm zurück. Hier entwickeln sie sich zu Würmern. Sie können aber auf ihrem Weg in den Lungen Entzündungen hervorrufen. Es kommt zu krampfartigem Husten und Fieber. Die Ansteckung mit tierischen Spulwurmeiern (durch Kot von Hunden und Katzen) ist bei Kindern leicht möglich (Kinderspielplatz). Auf ihrem Weg durch die Organe können Gehirn und Augen ernsthaft erkranken. Die Diagnose ist meist nur durch die ovalen Wurmeier im Stuhl gesichert. Gegen den Darmbefall hilft die Einmalgabe von Pyrantel.

Zur Vorbeugung sollte das Händewaschen nach dem Spielen, nach der Berührung von Tieren und vor dem Essen zur Selbstverständlichkeit werden.

Bandwürmer *(Taenien)* gelangen durch rohes oder nicht genügend erhitztes Rind- oder Schweinefleisch in den Darm. Auch geräuchertes oder gepökeltes Fleisch kann Träger von Finnen sein. Bandwürmer können bis zu 15 m lang werden (Rinderbandwurm). Bauchschmerzen können auftreten, und es kommt zu Durchfall oder Verstopfung. Meistens macht sich aber der Bandwurm durch Abgang von Wurmgliedern mit oder ohne Stuhl bemerkbar.

Die Behandlung erfolgt durch eine vom Arzt verordnete Wurmkur und hat sehr gute Heilungsaussichten.

Komplikationen können durch den Schweinebandwurm hervorgerufen werden. Diese Larven können in den Organen Zysten bilden *(Zystizerkose)*. Ein chirurgischer Eingriff kann eventuell notwendig werden.

Wurmfortsatzentzündung

→Blinddarmentzündung

Z

Zähne

Das **Milchgebiß** ist bei der Geburt schon angelegt und besteht aus 20 Zähnen. Diese brechen vom sechsten Monat bis zum dritten Lebensjahr durch, in manchen Fällen beginnt das Zahnen bereits in den ersten Lebensmonaten, in Ausnahmen aber auch erst gegen Ende des ersten Lebensjahres.

Die Zahnungsschmerzen beginnen kurz vor dem Durchbruch der Zähne. Das Zahnfleisch ist gerötet. Die Kinder sind oft unruhig und haben Schlafstörungen. Die Kinder verspüren offensichtlich Linderung des Schmerzes, wenn sie auf einen stumpfen, harten Gegenstand beißen können. Ein Gel wirkt vorübergehend schmerzlindernd. Wenn Fieber oder andere Krankheitserscheinungen auftreten, haben diese nichts mit dem Zahnen zu tun und gehören in ärztliche Behandlung.

Eine normale Stellung der Milchzähne liegt vor, wenn beim Zusammenbeißen die oberen Schneidezähne die unteren um ca. 1–2 mm überragen und die unteren Backenzähne eine halbe Zahnbreite vor den oberen stehen. Oft entstehen zwischen den Schneidezähnen Lücken. Die Farbe der Milchzähne ist hellweiß.

Es ist wichtig, daß die Milchzähne gesund bleiben, damit sie nicht vorzeitig ausfallen. Dadurch könnten sich die Nachbarzähne verschieben und das Durchbrechen der bleibenden Zähne bchindern.

Das **bleibende Gebiß** besteht aus 32 Zähnen. Die ersten bleibenden Zähne sind Backenzähne, die hinter den letzten Milchbackenzähnen durchbrechen. Ab dem sechsten Lebensjahr beginnt der Zahnwechsel und ist bis zum 13. Lebensjahr abgeschlossen. Es sind nun 28 Zähne vorhanden. Die sogenannten Weisheitszähne erscheinen zwischen dem 16. und 22. Lebensjahr.

Eine Rachitis oder eine Schilddrüsenunterfunktion kann einen verspäteten Zahndurchbruch verursachen. Der Zahnarzt wird weitere Komplikationen erkennen und behandeln (Fehlstellungen, überzählige Zähne etc.).

Zahnpflege

Eine gute Zahnpflege ist die beste Voraussetzung dafür, daß Karies (Zahnfäule) und Zahnfleischentzündungen nicht entstehen können. Die Pflege beginnt mit dem ersten Zahn. Eine Reinigung von Nahrungsresten sollte zweimal am Tag erfolgen. Anfangs benutzt man dazu ein Wattestäbchen, später eine weiche Kinderzahnbürste, die dann ab dem fünften Lebensjahr von den Kindern selbständig benutzt wird. Das Putzen mit der Bürste geschieht von oben nach unten bei den oberen und von unten nach oben bei den unteren Zähnen. Die Kauflächen und Rückseiten sind durch rotierende Bewegungen der Bürste zu putzen. Nach dem Bürsten werden durch Spülungen die freigelegten Nahrungsreste

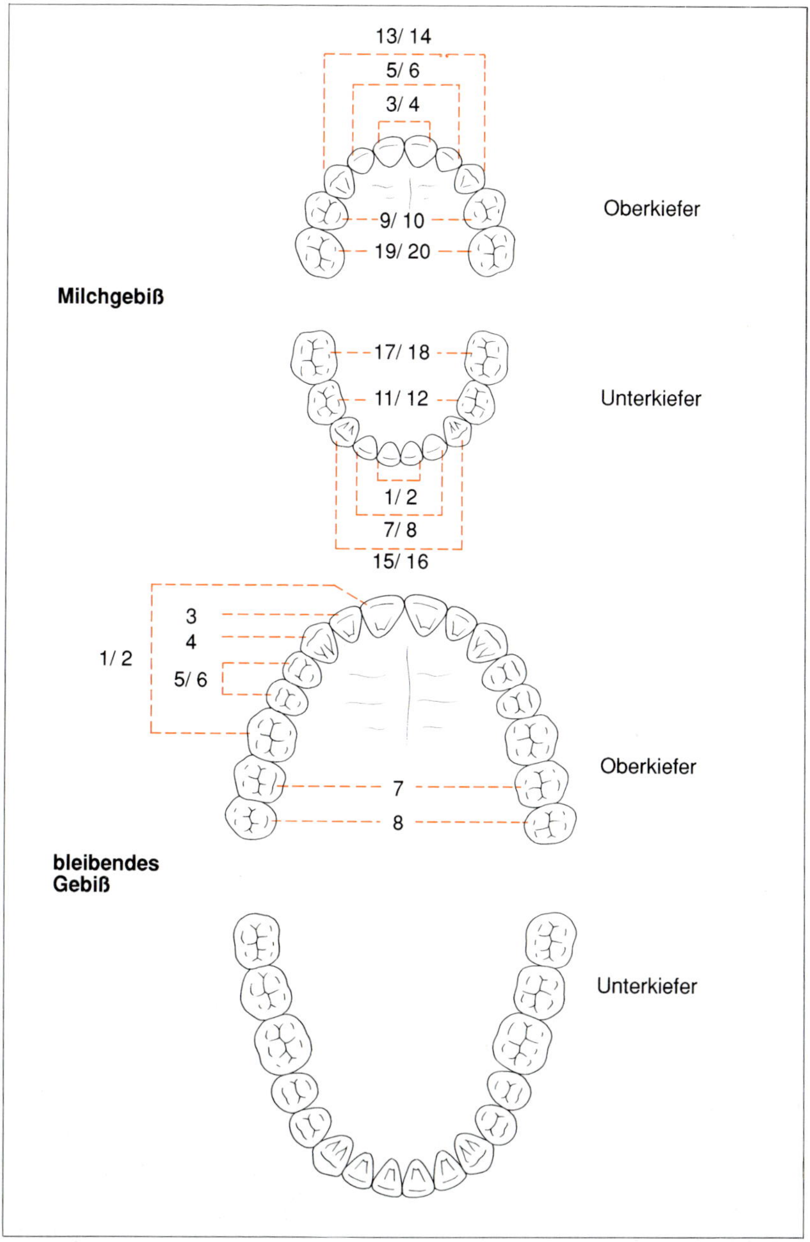

Die Entwicklung des Zahnwuchses

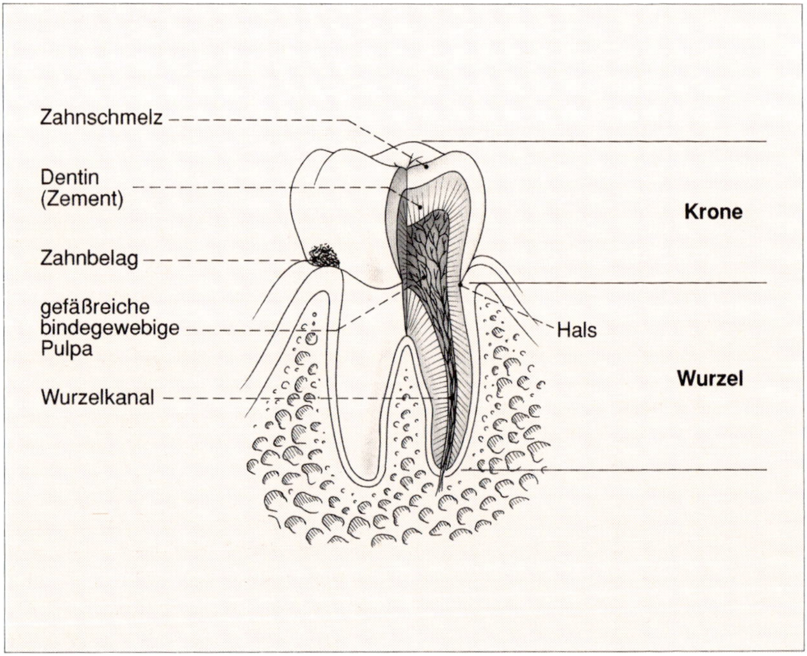

Der Zahn

entfernt. Die Zahnbürsten sind mehrmals im Jahr zu erneuern.
Eine Kariesprophylaxe findet auch durch richtige Ernährung statt. Zukker begünstigt die Entstehung von Karies durch die Bildung von Zahnbelägen und Säure. Vermeiden Sie Süßigkeiten wie Bonbons, Schokolade, gesüßte Tees oder andere zukkerhaltige Getränke (Limonaden etc.). Bevorzugen Sie Vollkornbrot, rohes Obst und Gemüse, damit das Gebiß stärker beansprucht wird. Eine kalzium- und phosphatreiche Kost ist empfehlenswert.

Zecken-Krankheiten

→Borreliose
→FSME

Zirkumzision

→Vorhautverengung

Zöliakie

(Sprue)
ist eine Dünndarmerkrankung, deren Ursache noch unbekannt ist. Die Veränderung der Schleimhaut beruht auf einer Unverträglichkeit von Klebereiweiß, das in Weizen, Roggen, Gerste und Hafer vorkommt.

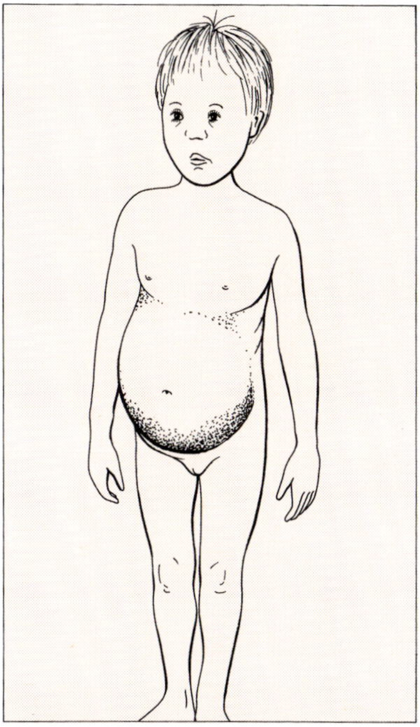
Zöliakie

Bei der Veränderung der Schleimhaut gehen die Darmzotten verloren, über die die abgebauten Nahrungsbestandteile ins Blut aufgenommen werden.
Mit dem Verzehr von Getreideprodukten beginnt die Krankheit. Ihre Häufigkeit schwankt in Deutschland zwischen ein und vier Promille.
Das Erscheinungsbild dieser Krankheit ist Unterernährung. Die Kinder werden blutarm, haben Vitaminmangelerscheinungen und bleiben im Wachstum zurück. Der Bauch ist vorgewölbt, hervorgerufen durch die Überdehnung der Därme. Die sehr massigen Stühle sind fettig-glänzend. Wäßrige Durchfälle und Infektionen treten auf.

Zuckerkrankheit

(Diabetes mellitus)
ist eine chronische Stoffwechselerkrankung und beruht auf einem Insulinmangel durch eine Funktionsstörung der Bauchspeicheldrüse *(Pankreas)*. Mit Hilfe des Insulins gelangt der im Blut gelöste Zucker *(Glukose)* in die Körperzellen. Durch den Mangel an Insulin werden der Kohlenhydrat-, Fett- und Eiweißstoffwechsel gestört. Der Körper versucht die vermehrte Glukose mit dem Harn auszuscheiden. Die Harnausscheidung wird gesteigert und es kommt zu erheblichen Wasser- und Salzverlust. Der entstehende Energiemangel führt zu Fettabbau. Das dabei entstehende Azeton führt zu einer Übersäuerung des Körpers. Es wird im Urin nachgewiesen. Die Häufigkeit der Erkrankung liegt bei etwa 1 Promille. Die Kinder bleiben lebenslang insulinabhängig. Der Diabetes mellitus beginnt bei Kindern am häufigsten zwischen dem 6. und 12. Lebensjahr. Es können Erbeinflüsse zu der Erkrankung führen, aber auch Virusinfektionen wie Röteln, Mumps oder Masern.
Frühe Zeichen eines Diabetes sind der große Durst und das häufige Urinlassen. Später magern die Kinder ab, sind schläfrig und lassen in der Leistungsfähigkeit nach. Der Mundgeruch ist fruchtig-säuerlich

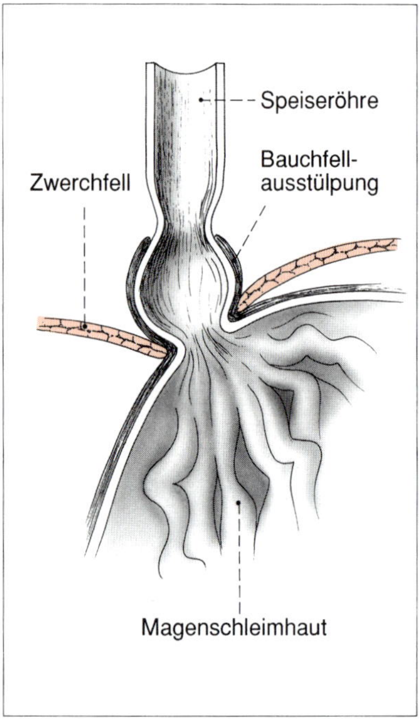

Zwerchfellbruch

(Azeton). Es kann sich ein hyperglykämisches Koma mit Erbrechen, eingesunkenen Augäpfeln, verlangsamter Atmung, Kreislaufschwäche mit Bewußtseinsstörungen bis zur Bewußtlosigkeit entwickeln.

Die Behandlung der Bauchspeicheldrüse ist nicht möglich. Die Therapie besteht durch die richtige Menge von Insulin, das unter die Haut injeziert wird, eine entsprechende Diät und genügend körperliche Bewegung. Die Krankheitserscheinungen werden dadurch beseitigt und die Kinder können ein annähernd normales Leben führen.

Eine ständige Kontrolle des Stoffwechsels ist erforderlich. Urinkontrollen auf Zucker und Aceton sollten vor den Hauptmahlzeiten durchgeführt werden. Der aufgestellte Ernährungsplan richtet sich nach dem Energiebedarf des Kindes. Fehler bei der Einhaltung der Diät können schwerwiegende Folgen haben.

Bei der Behandlung mit Insulin besteht durch eine Überdosis oder Nahrungsmittelverweigerung oder durch eine Überanstrengung beim Sport die Gefahr einer Unterzuckerung. Dadurch kann ein hypoglykämischer Schock entstehen.

Besondere Warnzeichen sind Heißhunger, Schwäche und Unruhe, Blässe, Zittern, Schwindel und Schweißausbrüche. Bewußtseinsverlust und Krämpfe sind die Folge.

Zwerchfellbruch

ist eine angeborene Fehlbildung. Schon während der Schwangerschaft treten Teile von Bauchorganen in die Brusthöhle und es kommt zu einer Unterentwicklung der Lungen.

Die häufigste Form ist die *Hiatushernie*. Dabei ist der Mageneingang in den Brustkorb verlagert und es kann saurer Mageninhalt in die Speiseröhre zurückfließen und dort Entzündungen hervorrufen.

Bald nach der Geburt erbricht das Kind die aufgenommene Nahrung mit Blutbeimischungen. Es kann sich durch den permanenten Blutverlust eine Blutarmut entwickeln. Die Kinder bleiben in ihrer Entwicklung zurück. Eine sofortige Operation muß bei schweren Erkrankungen erfolgen. Leichtere Erkrankungen heilen im Laufe des 2. Lebenshalbjahres von selbst. Eine Hochlagerung verhindert das Zurückfließen des Mageninhaltes. Zur Unterstützung kann man die Nahrung mit einem Eindickungsmittel eindicken. Mit einem Pulver kann man die Salzsäure im Magen neutralisieren.

Zyanose

(Blausucht)
→Herzfehler

Zytomegalie

ist eine angeborene Virusinfektion (Speicheldrüsenvirus). Die Ansteckung kann über die Plazenta erfolgen, muß aber nicht zu einer Schädigung des Kindes führen. Mögliche Übertragungen sind noch durch Organverpflanzungen und Blutübertragung gegeben.
Die vorgeburtliche Infektion kann zu Totgeburt oder Frühgeburt führen. Nach der Geburt haben die Kinder meist einen zu kleinen Kopf, leiden an einer schweren Leber- und Hirnentzündung, später Leberzirrhose. Eine medikamentöse Behandlung ist noch nicht gefunden.

Anhang

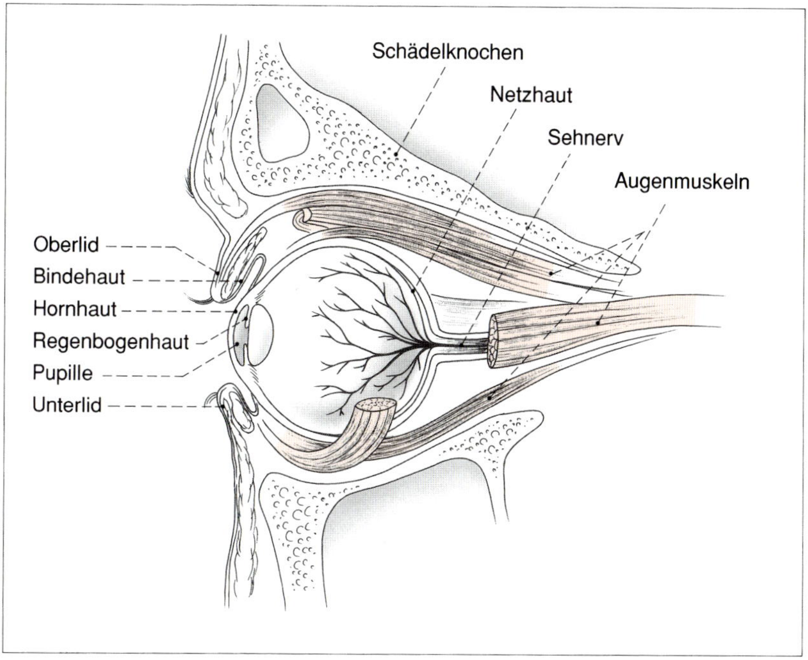
Schädelknochen
Netzhaut
Sehnerv
Augenmuskeln
Oberlid
Bindehaut
Hornhaut
Regenbogenhaut
Pupille
Unterlid

Das Auge

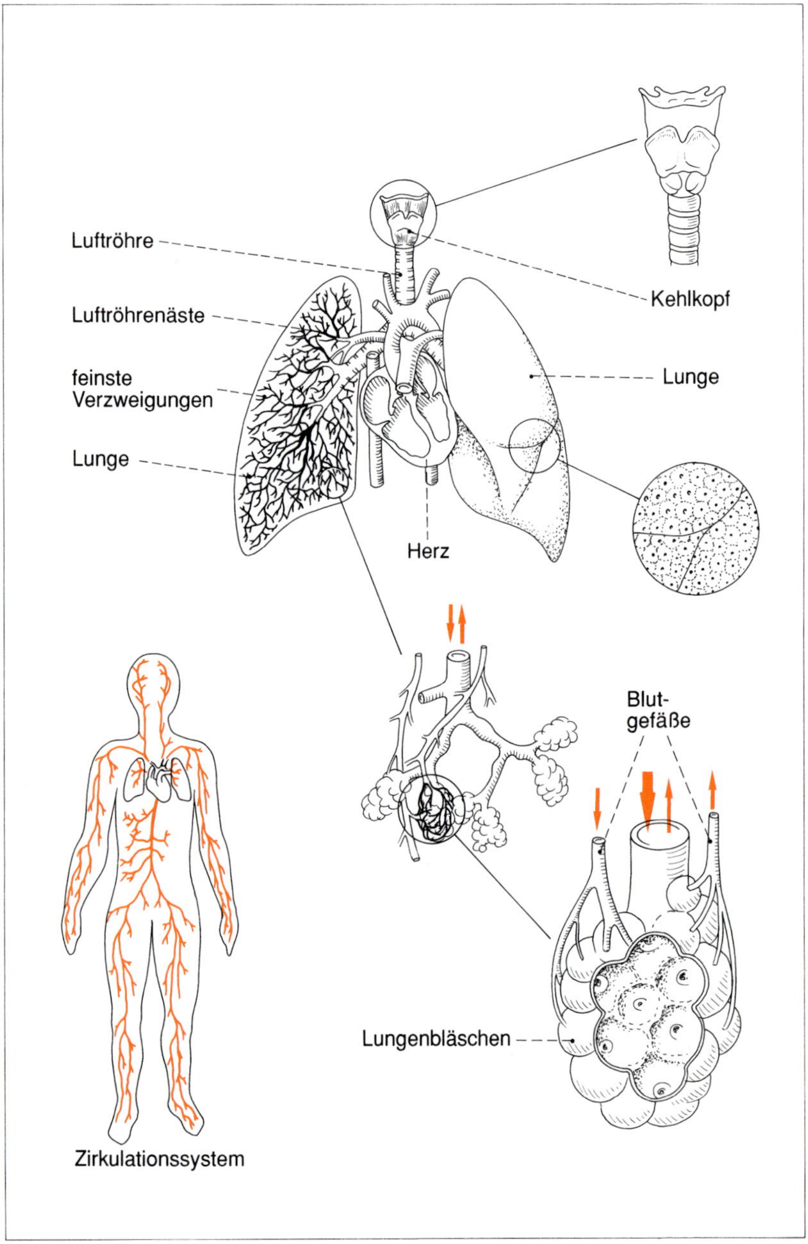

Herz, Lunge, Zirkulationssystem

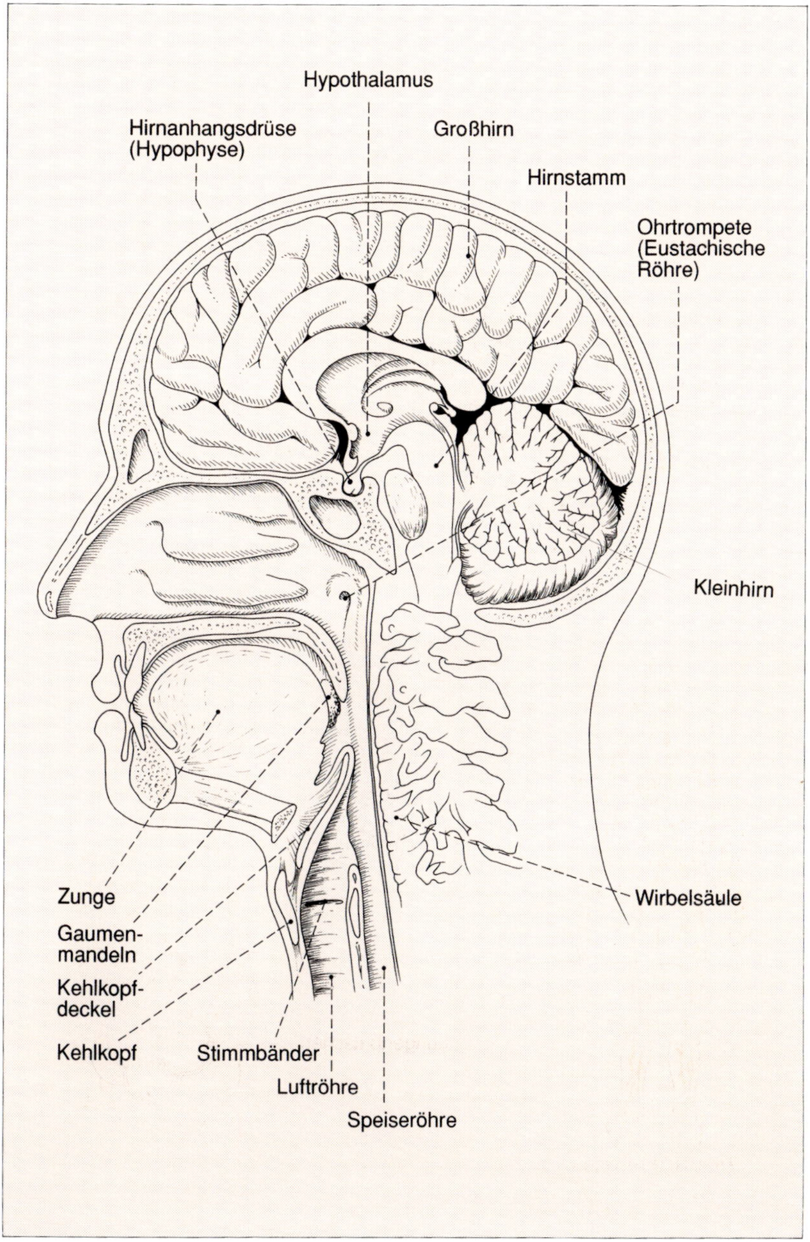
Hypothalamus
Hirnanhangsdrüse
(Hypophyse)
Großhirn
Hirnstamm
Ohrtrompete
(Eustachische
Röhre)
Kleinhirn
Wirbelsäule
Zunge
Gaumen-
mandeln
Kehlkopf-
deckel
Kehlkopf
Stimmbänder
Luftröhre
Speiseröhre

Der Kopf

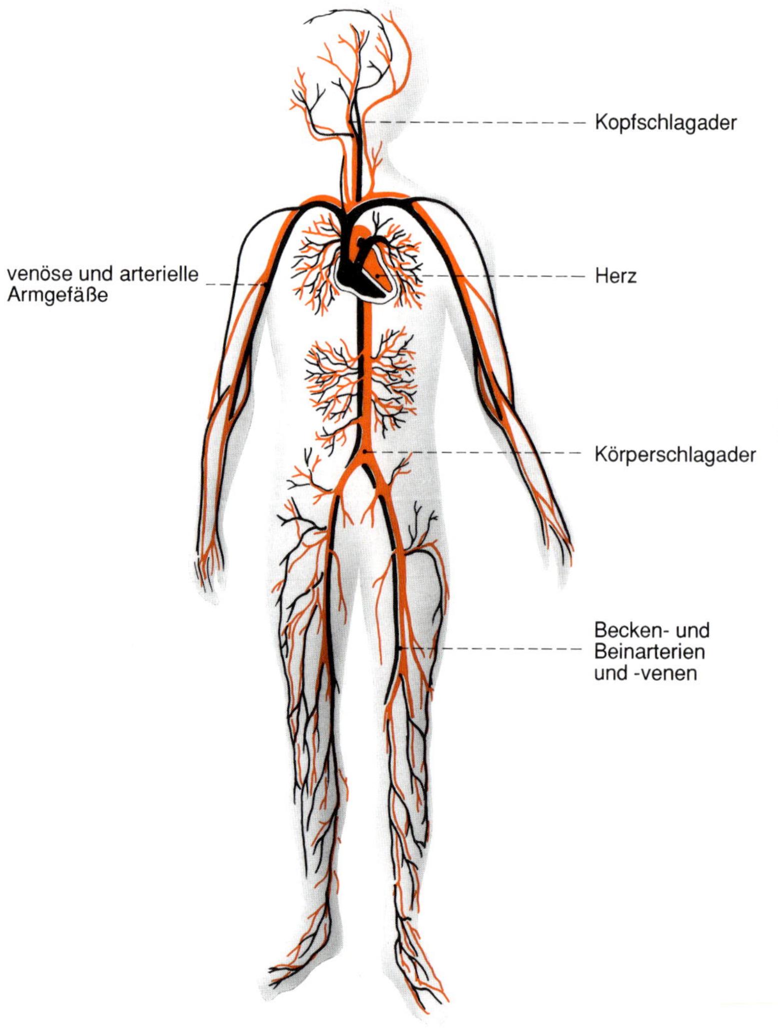

Das Kreislaufsystem

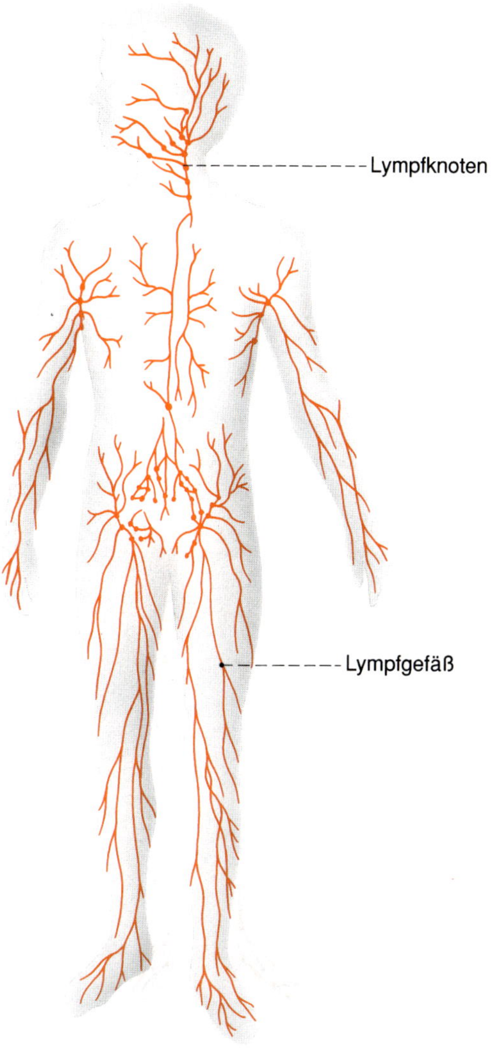

Das Lymphsystem

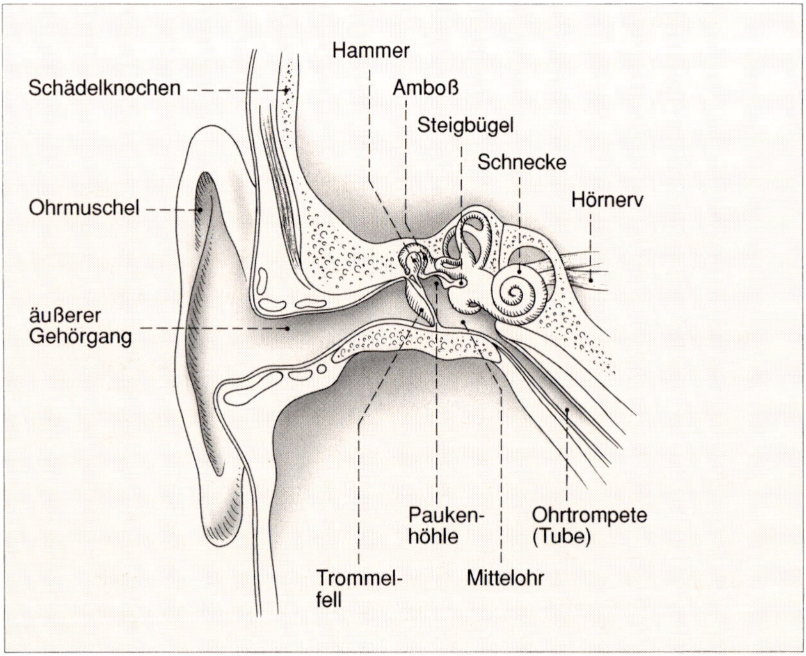
Hammer
Schädelknochen
Amboß
Steigbügel
Schnecke
Hörnerv
Ohrmuschel
äußerer
Gehörgang
Pauken-
höhle
Ohrtrompete
(Tube)
Trommel-
fell
Mittelohr

Das Ohr

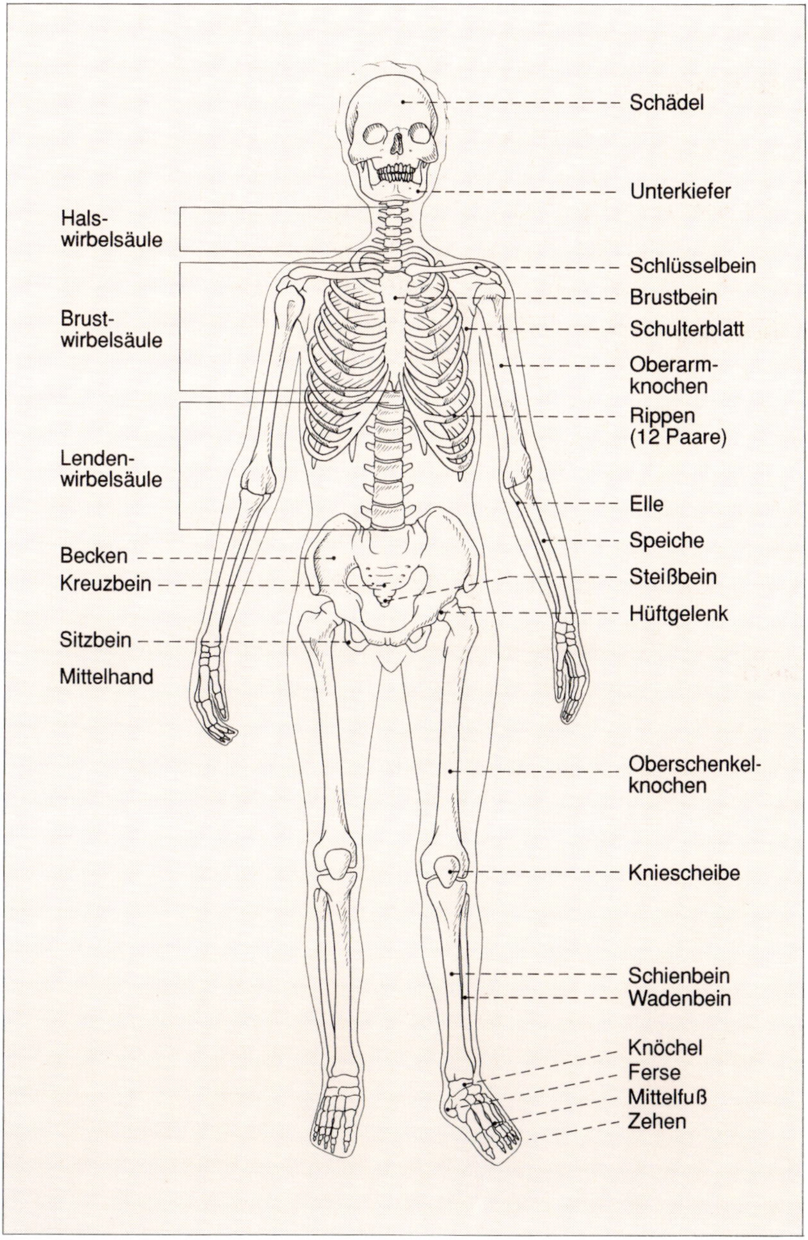
Schädel
Unterkiefer
Hals-
wirbelsäule
Schlüsselbein
Brustbein
Brust-
wirbelsäule
Schulterblatt
Oberarm-
knochen
Rippen
(12 Paare)
Lenden-
wirbelsäule
Elle
Speiche
Becken
Kreuzbein
Steißbein
Hüftgelenk
Sitzbein
Mittelhand
Oberschenkel-
knochen
Kniescheibe
Schienbein
Wadenbein
Knöchel
Ferse
Mittelfuß
Zehen

Das Skelett

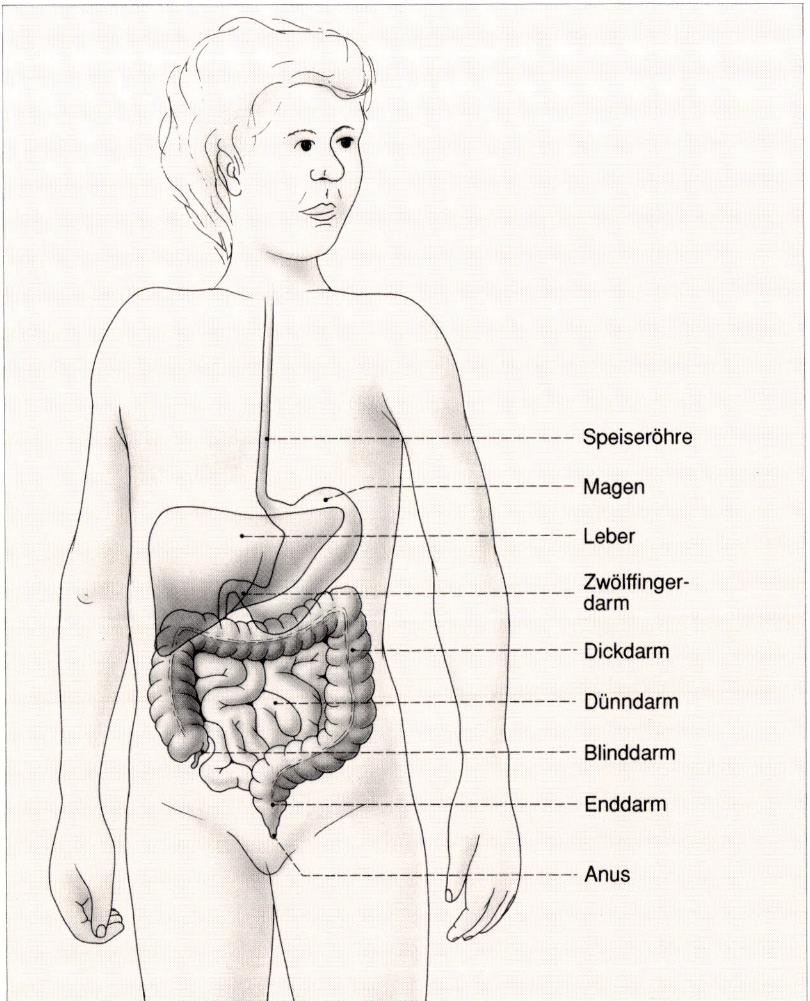

Die Verdauungsorgane

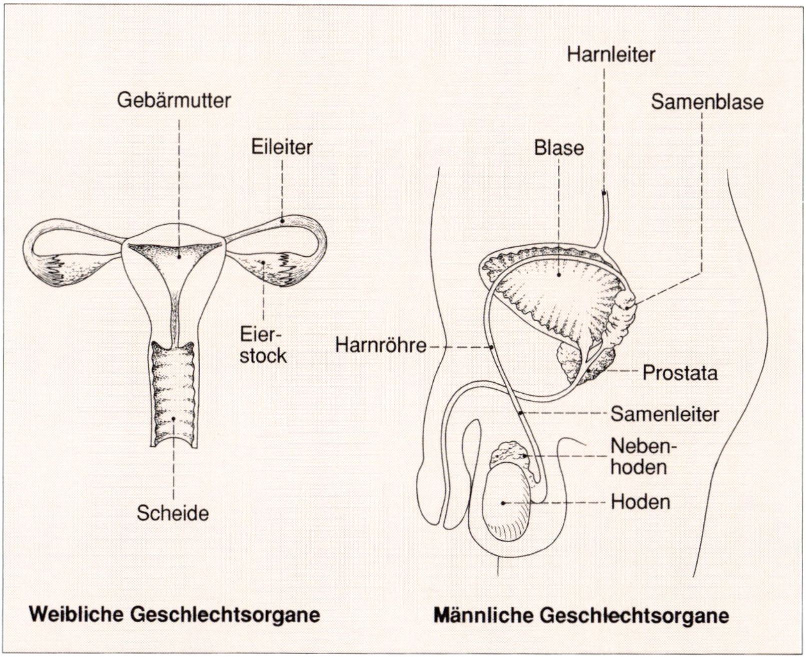

Die Geschlechtsorgane

Glossar

A

Abasie
Astasie, seelisch bedingte Steh- und Gehunfähigkeit

Abdomen
Bauch, Unterleib

Abdominalgravidität
Bauchhöhlenschwangerschaft

Abort
Schwangerschaftsunterbrechung, Fehlgeburt

abortiv
verkürzt verlaufend, unvollständig entwickelt

Abrasion
Ausschabung (der Gebärmutter), Abschabung (Horn- oder Bindehaut des Auges)

Absence
vorübergehende Bewußtseinstrübung (z.B. Epilepsie)

Abstrich
Entnahme von Substanzen zur Untersuchung

Abszeß
Eiteransammlung in einer aus Entzündungsgewebe entstandenen Höhle

Aceton
fettlösende, farblose Flüssigkeit im Blut und Harn (z.B. bei Zuckerkrankheit)

Adenotomie
Entfernung der Rachenmandel

Akne
Talgdrüsenerkrankung der Haut mit Knötchen und Pustelnbildung

akut
kurz, plötzlich einsetzend

Allergen
Antigen, löst Überempfindlichkeit aus

Allergie
Überempfindlichkeit

Amblyopie
Schwachsichtigkeit

Aminosäuren
Eiweißbausteine

Amnesie
Gedächtnisverlust, zeitlich oder inhaltlich begrenzte Erinnerungslücke

Amnioskopie
Untersuchung der Fruchtblase in der Spätschwangerschaft mit Hilfe eines Amnioskops, das durch die Scheide eingeführt wird

Amniozentese
Fruchtwasserpunktion

Anabolikum
Medikament zur Förderung des Aufbaustoffwechsels

Anämie
Blutarmut

Analgetika
schmerzstillende Mittel

Anamnese
Vorgeschichte des Kranken

Anomalie
Abweichung von der Norm

anaphylaktischer Schock
Überempfindlichkeitsreaktion

Anästhesie
Unempfindlichkeit, Empfindungslosigkeit (z.B. durch Betäubung)

Androgene
männliche Sexualhormone

anikterisch
ohne Gelbsucht verlaufend

Antazida
Medikament gegen vermehrte Magensäure
Antibiotika
Arzneimittel, die aus Mikroorganismen gewonnen werden und das Wachstum von Bakterien hemmen
Antigene
Stoffe, die den Organismus zur Bildung von Antikörpern anregen
Antihistaminika
Arzneistoffe, die das freigesetzte Histamin abschwächen oder vernichten (Allergien)
Antikörper
Abwehrstoffe (Immunglobuline)
Antiserum
Serum, das gegen eine bestimmte Krankheit gerichtete Antikörper enthält
Anurie
geringe Harnbildung
Anus
After
Aorta
Körperhauptschlagader
Apathie
Teilnahmslosigkeit, seelische Unempfindlichkeit
Apgar-Index
Methode zur Beurteilung des Zustandes bei Neugeborenen
Aphthen
schmerzhafte Bläschenkrankheit der Mundhöhle
Apnoe
Atemstillstand
Apoplexie
Schlaganfall, Gehirnschlag
Appendix
Anhang, Wurmfortsatz
Appendizitis
Entzündung des Wurmfortsatzes
Apus
Mißgeburt ohne Füße
Arrhythmie
unregelmäßige Herzfrequenz
Arterie
Schlagader
Arteriosklerose
krankhafte Verhärtung der Schlagadern
Arthritis
Gelenkentzündung
Asepsis
Keimfreiheit
Askariden
Spulwürmer
Asomnie
Schlaflosigkeit
Asphyxie
Erstickungszustand mit Atemstillstand
Aspiration
Ansaugen von Gasen, Flüssigkeiten und festen Stoffen
asthenisch
schmalwüchsig
Asthma
anfallsweise auftretende Atemnot
Astigmatismus
Stabsichtigkeit, Sehfehler infolge ungleichmäßiger Krümmung der Hornhaut
Aszites
Bauchwassersucht
Ataxie
gestörter Ablauf der Muskelbewegungen
Atonie
Erschlaffung

Atresie
Verschluß einer natürlichen Körperöffnung
Atrium
Vorhof (z.B. des Herzens)
Atriumseptumdefekt
Loch in der Scheidewand zwischen den Herzvorhöfen
Atrophie
Ernährungsstörung, Schwund, Abmagerung
Autoimmunkrankheiten
Krankheiten, die auf eine Bildung von Antikörpern gegen körpereigene Zellen zurückgehen
axial
an der Achse verlaufend
Axilla
Achselhöhle

B

Bakterien
Kleinlebewesen unterschiedlicher Form, nur mikroskopisch erkennbar
Balggeschwulst
Atherom, gutartige Geschwulst der Haut
Barlow-Krankheit
Skorbut des Säuglings
Basedow-Krankheit
Schilddrüsenüberfunktion
BCG-Impfung
Schutzimpfung gegen Tuberkulose
Bechterew-Krankheit
rheumatische Wirbelsäulenerkrankung mit Versteifung
Bilirubin
Gallenfarbstoff, Abbauprodukt des roten Blutfarbstoffs
Bilis
Galle
Biopsie
Gewebeentnahme zur feingeweblichen Untersuchung
Biorhythmus
periodische Schwankungen des Körpers
Blastom
Geschwulst
Blenorrhoe
eitrige Bindehautentzündung des Auges
Blepharitis
Lidrandentzündung des Auges
Bluter
ein an Hämophilie erkrankter männlicher Mensch
BNS-Krämpfe
Blitz-, Nick-, Salaamkrämpfe
Bornholmer Krankheit
Vireninfektion des Brustfells, Zwerchfells und der Bauchmuskulatur
Botulismus
bakterielle Nahrungsmittelvergiftung (Fleisch, Konserven)
Breitband-Antibiotikum
ein antibiotisches Heilmittel mit Breitenwirkung gegen Bakterien
Brillenhämatom
ein Bluterguß beider Ober- und Unterlider
Brill-Symmers-Krankheit
Wucherung von Lymphknotengewebe, chronisch verlaufend
Bronchiektasen
Erweiterung der Bronchien

Bronchien
baumartige Verzweigungen der Luftröhre
Bronchitis
Entzündung der Bronchialschleimhaut
Bronchopneumonie
Lungenentzündung
Bulla
Blase
Buphthalmus
durch erhöhten Augeninnendruck entstehende Vergrößerung des Augapfels
Bursitis
Schleimbeutelentzündung

C

Candida albicans
Soorpilz
Capillus
Kopfhaar
Carcinom
Krebsgeschwulst
Carditis
Herzentzündung
Carotis
Kopfschlagader
Carus
tiefes Koma
Cataracta
grauer Star
Cerumen
Ohrenschmalz
Cheilochisis
Lippenspalte
Chemotherapeutika
synthetisch Substanzen zur Behandlung von Infektionskrankheiten und Geschwulstzellen
Chlorose
eine Blutarmut bei jungen Mädchen
Cholangitis
bakterielle Entzündung der Gallenwege
Cholesterin
fettähnliche Verbindung im Blutplasma
Chromosomen
schleifenförmige Träger der Gene
Colitis
Dickdarmentzündung
Comedonen
Mitesser
Commotio cerebi
Gehirnerschütterung
Computer-Tomographie
modernes Röntgenverfahren, das Querschnittsbilder zur Längsachse des Menschen herstellt
connatal
angeboren
Contusio
Quetschung
Corpus
Körper
Cortison
Nebenrindenhormon
Crohn-Krankheit
chronische Darmentzündung, vorwiegend bei Jugendlichen
Cyanose
Blausucht

D

Darmresektion
Entfernung eines Darmteils, operativ

Dauertropf
länger dauernde Infusion einer Flüssigkeit
Dehydration
Wassermangel, Austrocknung
Dekadenz
Verfall
Dens
Zahn
Derma
Haut
Dermatitis
Hautentzündung
Dermatologe
Hautarzt
Dermatose
Hautleiden
Desinfektion
eine Vernichtung von Krankheitserregern durch chemische oder physikalische Mittel
Dextrose
Traubenzucker
Dezibel
eine Meßeinheit der Schallintensität
Diabetes mellitus
Zuckerkrankheit
Diagnose
Krankheitsbestimmung
Dialyse
bei Nierenversagen vorgenommene Blutwäsche
Diarrhoe
Durchfall
Diastole
Herzmuskelermüdung und Erweiterung des Herzens
Diathese
Krankheitsbereitschaft
Digestion
Verdauung
Diphterie
schwere Infektionskrankheit im Rachenraum
Disposition
Veranlagung
Distorsion
Verstauchung und Zerrung des Gelenks
Doping
Zufuhr von Präparaten, die körperliche Leistungssteigerung begünstigt
Drainage
künstliche Ableitung von Körperflüssigkeiten aus Entzündungsherden
Dreitagefieber
eine Virusinfektion bei Kleinkindern
Ductus
Gang, Kanal
Duodenitis
Entzündung des Zwölffingerdarms
Dysenterie
Ruhr
Dyspepsie
Verdauungsstörung
Dysplasie
Fehlbildung, Mißgestaltung
Dyspnoe
Kurzatmigkeit, Atemstörung
Dystrophie
Ernährungsstörung beim Säugling

E

Echinococcus
Hundebandwurm
Echokardiographie
Diagnoseverfahren am Herzen mit Ultraschall
EEG
Elektroenzephalogramm
EKG
Elektrokardiogramm
Eknoia
Geisteskrankheit
Ekzem
juckender Hautauschlag, oft allergisch bedingt
Elektroenzephalogramm
Diagnoseverfahren zur Überprüfung der Funktion der Hirnnervenzellen
Elektrokardiogramm
Diagnoseverfahren zur Überprüfung der Herztätigkeit
Embolie
Verstopfung durch einen Blutgefäßpfropf
Embryo
ungeborenes Kind bis zum Ende des 3. Schwangerschaftsmonats
Embryopathie
Schädigung des Embryos mit folgender Entwicklungsstörung
Emesis
Erbrechen
Emmetropie
Normalsichtigkeit
Emphysem
Aufblähung
Enanthem
Ausschlag auf Schleimhäuten
Endokarditis
Entzündung der Herzinnenhaut
Endoskopie
Betrachtung von Körperhohlorganen
Enteritis
Darmentzündung
Enteritis regionalis
Crohn-Krankheit
Enterobien
Madenwürmer
Enterozele
Darmbruch
Enzephalitis
Entzündung des Gehirns
Enzephalomeningitis
Entzündung des Gehirns und der Hirnhäute
Enzephalozele
Ausstülpung des Gehirns
Enzyme
hochmolekulare Eiweißkörper, die den Stoffwechsel beeinflussen
Epididymitis
Nebenhodenentzündung
Epiglottis
Kehldeckelentzündung
Epikanthus
Hautfalte am inneren oder äußeren Augenwinkel, Mongolenfalte
Epilepsie
Fallsucht
Epistaxis
Nasenbluten
Epulis
Zahnfleischgeschwulst
Erythem
Hautreizung
Erythrozyten
rote Blutkörperchen

Eustachische Röhre
Ohrtrompete
Exanthem
Hautausschlag
Exophthalmus
Hervortreten des Augapfels
Exsikkose
Austrocknung nach Fieber, Erbrechen oder Durchfall
Extension
Dehnung, Streckung
extrahieren
herausziehen
Extrauteringravidität
außerhalb der Gebärmutter vorkommende Schwangerschaft
Extremitäten
Gliedmaßen

F

Faeces
Kot, Darmentleerung
Fäkalien
Kot, Urin
Fallot-Tetralogie
angeborener Herzfehler mit Blausucht
Fango
Mineralschlamm zur Anwendung bei rheumatischen Leiden
Febris
Fieber
Ferment
Enzym
fertil
fruchtbar
Fetalperiode
Zeitraum nach dem 3. Schwangerschaftsmonat und der Geburt
Fetopathie
Schädigung des Fetus während der Fetalperiode, Entwicklungsstörung
Fetus
Leibesfrucht nach dem 3. Schwangerschaftsmonat
Fibula
Wadenbein
Finne
geschlechtslose Jugendform von Bandwürmern
Fissur
Spalt, Einriß
Fistel
ein abnormer Gang, verbindet ein Hohlorgan mit der äußeren Haut oder einem anderen Organ
Flatulenz
Darmblähung
Fleckfieber
eine durch Läuse übertragene Infektionskrankheit
Fluor
Spurenelement, Verbindungen werden bei Verbrennungen freigesetzt und belasten die Umwelt
Fluor vaginalis
Scheidenausfluß
Foetus
Fetus
Folliculitis
Haarwurzelentzündung
Fontanelle
Knochenlücke im Schädel des Neugeborenen, die sich später schließt
Fototherapie
Behandlungsmethode bei Neugeborenen, wenn ein erhöhter Bilirubingehalt des Blutes vorliegt

Fraktur
Knochenbruch
Frequenz
Häufigkeit
FSME
Frühsommermeningoenzephalitis
Fungus
Schwamm, Pilz
Funiculitis
Samenstrangentzündung
Furunkel
Entzündung des Haarbalges

G

Gabelrippe
angeborene Aufspaltung einer Rippe
Galaktosämie
angeborene Stoffwechselstörung
Galaktose
Kohlenhydrat, Bestandteil des Milchzuckers
Gallenreflux
Rückfluß von Galle
Gammaglobulin
Bluteiweiß mit Antikörper
Gastralgie
Magenkrampf, Magenschmerz
Gastritis
Magenschleimhautentzündung
Gastroenteritis
Magendarmentzündung
Gastropathie
Magenleiden
Gastroskopie
Magenspiegelung
Gaze
Mull
Gemini
Zwillinge
Gen
Träger von Erbinformationen
Genese
Entstehung
Genetik
Erblehre
Genitalien
Geschlechtsorgane
Genopathie
Entwicklungsstörung als Folge einer Gen-Schädigung
Gentamycin
Antibiotikum
Genu
Knie
genuin
angeboren, ursprünglich
Genus
Geschlecht
Gestagene
natürliche und künstlich hergestellte Hormone zur Erhaltung einer Schwangerschaft
Gestation
Schwangerschaft
Gestosen
schwangerschaftsbedingte Störungen
Gicht
Harnsäurestoffwechselerkrankung mit schmerzhaften Gelenken
Gingivitis
Zahnfleichentzündung
Glandula
Drüse
Glans
Eichel
Glaukom
Grüner Star
Gliablastom
bösartige Geschwulst des Gehirns

Globuline
Eiweißkörper im Blutplasma
Glomerulonephritis
Nierenentzündung
Glossitis
Zungenentzündung
Glukose
Dextrose, Traubenzucker
Gluten
Klebereiweiß bei Weizen, Roggen, Gerste
Glykämie
Zuckergehalt des Blutes
Glykose
Glukose
Gonaden
Geschlechtsdrüsen
Gonarthritis
Kniegelenksentzündung
Gonokokken
Erreger der Gonorrhoe
Gonorrhoe
Tripper, Geschlechtskrankheit
Grand mal
großer epileptischer Anfall
Granulozyt
gekörntes weißes Blutkörperchen
gravid
schwanger
Gravidität
Schwangerschaft
Grippe
fieberhafte Erkältungskrankheit
Grünholzfraktur
Knochenbruch bei Kleinkindern, bei dem die Knochenhaut nicht verletzt wird
Guthrie-Test
Test zum Nachweis einer Phenylketonurie
Gynäkologe
Facharzt für Frauenkrankheiten
Gynäkomastie
Bildung einer weiblichen Brust bei einem Jungen

H

Hämangiom
Geschwulst aus Blutgefäßen
Hämarthros
Bluterguß im Gelenk
Hämatokrit
Anteil der roten Blutkörperchen in der Blutflüssigkeit
Hämatom
Bluterguß
Hämatozele
Blutansammlung in Leibeshöhlen
Hämaturie
Beimengung von Blut im Urin
Hämoglobin
roter Blutfarbstoff
Hämagramm
Blutbild
Hämopathien
Blutkrankheiten
Hämophilie
Bluterkrankheit
Hämorrhoiden
eine im unteren Mastdarm und After krampfartige Erweiterung von Venen
Halbwertszeit
die Zeitdauer, bis die Hälfte einer abnehmenden Menge erreicht ist
Halluzinationen
Sinnestäuschungen
Harnkonkrement
Harnstein

Hasenscharte
Lippenspalte
Haschisch
aus indischem Hanf gewonnenes Rauschmittel
Hepatitis
Leberentzündung, Virusinfektion
Hepatom
Lebertumor
hereditär
erblich
Heredität
Vererbung
Hermaphrodit
Zwitter
Hernie
Eingeweidebruch
Herniotomie
Operation eines Bruchs
Heroin
Suchtmittel
Herpes labialis
Bläschenausschlag an den Lippen
Herpes zoster
Gürtelrose
heterogen
verschiedenartig
Hexenschuß
Lumbago
Hiatus
Öffnung, Spalt
Hiatushernie
Zwerchfellbruch
Hirnanhangdrüse
Hypophyse
Hirnhautentzündung
Meningitis
Hirnödem
vermehrte Flüssigkeitsansammlung im Gehirn
Hirnschlag
Apoplexie
Hirschsprung-Krankheit
eine angeborene Dickdarmerweiterung
Hoden
männliche Samendrüse
Hodkin-Krankheit
Lymphogranulomatose
homogen
gleichartig
Homozystinurie
angeborene Stoffwechselkrankheit
Hordeolum
Gerstenkorn
Hormone
Stoffe zur Stoffwechselsteuerung
human
menschlich
Humerus
Oberarmknochen
Humor
Flüssigkeit
Hydrolasen
Enzyme
Hydrozele
Wasserbruch
Hydrozephalus
Wasserkopf
Hymen
Jungfernhäutchen
Hypakusis
Schwerhörigkeit
Hyperbilirubinämie
vermehrter Gehalt des Blutes an Bilirubin
Hyperemesis
starkes Erbrechen
Hyperfunktion
Überfunktion

Hyperglobulinämie
Vermehrung der Globuline
Hyperglykämie
vermehrter Zuckergehalt im Blut
Hyperkalzämie
vermehrter Kalziumgehalt im Blut
Hyperkinese
übermäßige Muskeltätigkeit
Hypermastie
starke Vergrößerung der weiblichen Brust
Hypermetropie
Weitsichtigkeit
Hypermotilität
Bewegungsunfähigkeit
Hyperostose
Knochenwucherung
Hyperplasie
Vergrößerung eines Organs durch Zellenvermehrung
Hypersekretion
vermehrte Absonderung
Hyperthyreose
Überfunktion der Schilddrüse
Hypertonie
Bluthochdruck
Hypertrophie
Vergrößerung eines Organs durch Größenzunahme der Zellen
Hyperurikämie
überhöhter Harnsäuregehalt des Blutes
Hyperventilation
übersteigerte Atmung
Hypnose
schlafähnlicher Zustand mit großer Beeinflußbarkeit
Hypoglykämie
Blutzuckermangel
Hypoplasie
Unterentwicklung
Hypospadie
Harnröhrenspalte an der Unterseite des Gliedes, Mißbildung
Hypothyroese
Schilddrüsenunterfunktion
Hypotonie
niedriger Blutdruck

I

Ikterus
Gelbsucht
Ileus
Darmverschluß
Imagination
Einbildung
Imbezillität
mittlerer Grad von Schwachsinn
immaturus
unreif
immun
unempfindlich
Immundefekt
angeborene oder erworbene Unfähigkeit antigenen Reizen zu widerstehen
Immunität
Unempfindlichkeit gegen Krankheitserreger und ihre Gifte
Immunologie
Lehre von der Immunität
Immunsystem
die Gesamtheit der Zellen und Gewebe, die für die Immunreaktion verantwortlich sind
Impetigo
Eiterflechte, ansteckend
Implantation
Einpflanzung von fremden Organen

Inaktivitätsatrophie
Gewebeschwund durch Nichtgebrauch z.B. bei längerer Bettruhe
incurabilis
unheilbar
Indigestio
leichte Verdauungsstörung
Infektion
Ansteckung, Eindringen von Krankheitserregern in die Blutbahn
Infertilität
Unfruchtbarkeit
Inflammatio
Entzündung
Influenze
Grippe, Virusinfektion
Infusion
tropfenweises Eingießen größerer Flüssigkeitsmengen z.B. in eine Vene
Inhalation
Einatmung
Injektion
Einspritzung
Inkontinenz
ungewollter Abgang von Stuhl oder Harn
Inkret
Hormon
Inkubationszeit
Zeit zwischen Ansteckung und Beginn einer Infektionskrankheit
Inkubator
Brutapparat
inkurabel
unheilbar
insensibel
unempfindlich
Insomnie
Schlaflosigkeit
Inspiration
Einatmung
Instabilität
Unbeständigkeit
Instillation
Einträufelung
Insuffizienz
Funktionsschwäche von Organen
Integument
Körperdecke, Haut
Internist
Facharzt für innere Medizin
Internuslähmung
Stimmbandlähmung
Intertrigo
Wundsein
Intestinum
Darm
Intoxikation
Vergiftung
intramuskulär
in den Muskel, z.B. eine Injektion
intra partum
während der Geburt
intravenös
in eine Blutader oder Vene, z.B. eine Injektion
Intubation
Einführung eines Schlauches in die Luftröhre zur künstlichen Beatmung
Invagination
Einstülpung, z.B. eines Darmteils in einen anderen
Inzision
Einschnitt, Spaltung
IQ
Abkürzung für Intelligenzquotient
Iris
Regenbogenhaut des Auges

Iritis
Entzündung der Iris
irreparabel
nicht wiederherstellbar
irreponibel
nicht einrenkbar
irreversibel
nicht umkehrbar
Irrigoskopie
Röntgenuntersuchung des Dickdarms mit einem Kontrastmitteleinlauf
Ischium
Gesäß
Ischurie
Harnverhaltung
Isthmusstenose
angeborene Verengung der Aorta
Iteration
Wiederholung

J

Jacket-Krone
Zahnkrone aus verschiedenen Werkstoffen
Jodtinktur
Desinfektionsmittel
Joule
Maßeinheit der Energie
Jugularis
Blutadern am vorderen Hals
Junctura
Verbindung

K

Kahnbein
Handwurzelknochen
Kaiserschnitt
Operative Entbindung
Kalium
in den Zellen angereichertes Alkalimetall, bei Mangel tritt Muskelschwäche auf
Kallus
Neubildung des Knochens nach einem Knochenbruch
Kalorie
Wärmeeinheit
Kalotte
Schädeldach
Kalzium
Bestandteil des Knochens, als Elektrolyt im Organismus
Kammerflattern
unregelmäßige Herztätigkeit
Kammerflimmern
beschleunigte und unregelmäßige Herztätigkeit
Kanüle
Röhre, Hohlnadel
Kapillaren
Haargefäße, feinste Blutgefäße
Karbonate
kohlensaure Salze
Kardia
Mageneingang
Kardiographie
Aufzeichnung von Herzbewegungen
Karditis
Herzentzündung
Karies
Zahnfäule
Karotin
gelber Farbstoff der Karotten und anderer Pflanzen
Karotis
Halsschlagader

Karyogramm
Bild eines Chromosomensatzes
Karzinom
Krebs, bösartige Geschwulst
Kataplasma
warmer Breiumschlag
Katarakt
Cataract, grauer Star
Katarrh
Schleimhautentzündung
Kathartika
Abführmittel
Katheter
röhrenförmige Sonde z.B. zur Harnentleerung der Blase
Kauterisation
Zerstörung von Gewebe bei Verbrennungen oder Verätzungen
Kaverne
Gewebehohlraum, krankhaft bedingt
Kawasaki-Syndrom
Kinderkrankheit mit Entzündung von Schleimhäuten, Gelenken und Lymphknoten
Kephalgie
Kopfschmerz
Kephalhämatom
Bluterguß zwischen der Knochenwand des Schädels und der Knochenhaut
Kephalozele
Kopfbruch
Keratitis
Hornhautentzündung des Auges
Kernikterus
Bilirubin-Enzephalopathie
Kieferluxation
Kieferverrenkung
Kinetosen
Reisekrankheiten
Klaustrophobie
Angst beim Aufenthalt in geschlossenen Räumen
Kleidotomie
Schlüsselbeindurchtrennung
Klistier
Darmeinlauf, Darmspülung
Koagulopathie
Störung der Blutgerinnung
Koagulum
Gerinnsel
Kohabitarche
Zeitpunkt des ersten Beischlafs
Koilonychie
Hohlnägel, Löffelnägel
Koli-Bakterien
Darmbakterien
Kolik
krampfartiger Leibschmerz eines Hohlorgans, z.B. Darm
Kolitis
Dickdarmentzündung
kollabieren
zusammenbrechen
Kollaps
Kreislaufzusammenbruch
Kolon
Grimmdarm, Teil des Dickdarms
Kolonkarzinom
Dickdarmkrebs
Kolostrum
Vormilch
Kolpitis
Scheidenentzündung
Koma
tiefe Bewußtlosigkeit
Komedonen
Mitesser
Kompresse
Mull- oder Leinenverband

Kompression
Quetschung
Kompressionsverband
Druckverband
kongenital
angeboren
Koniotomie
Notoperation bei Erstickungsgefahr
Konjunktivitis
Bindehautentzündung
konkav
nach innen gewölbt
konnatal
angeboren, während der Schwangerschaft entstanden
Konstipation
Stuhlverstopfung
kontagiös
ansteckend
Kontinua
anhaltendes Fieber
Kontorsion
Verdrehung, Verrenkung
Kontraktion
Zusammenziehung
Kontusion
Prellung
Konvulsionen
Schüttelkrämpfe
Koplik-Flecken
Flecken auf der Mundschleimhaut, bei Masern
Kornea
Hornhaut des Auges
Kortikotropes Hormon
ein die Tätigkeit der Nebennierenrinde anregendes Hormon
Kortison
Hormon der Nebennierenrinde
Koxitis
Hüftgelenksentzündung
Krätze
durch Milben hervorgerufene Hautkrankheit
Kraniotabes
Weichheit des Schädelknochens
Kraniotomie
Operative Öffnung des Schädels
Kreuzbänder
Innenbänder der Kniegelenke
Kropf
Schilddrüsenvergrößerung
Krummdarm
unterster Teil des Dünndarms
Krupp
Schleimhautentzündung von Kehlkopf, Luftröhre oder Bronchien
Kryptorchismus
Entwicklungsstörung des Hodens, Zurückbleiben in der Bauchhöhle
Kutis
Haut
Kymographie
Röntgenuntersuchung zur Darstellung von Bewegungsabläufen bei Organen
Kyphose
abnorme Biegung der Wirbelsäule nach hinten, Buckel

L

Lab
Ferment des Magens
Labia
Lippen
Labien
Schamlippen

Lac
Milch, milchähnliche Flüssigkeit
Lachgas
Narkosemittel
Lacrima
Träne
Lactatio
Stillen, Saugen
Lactose
Milchzucker
Laparoskopie
Untersuchung der Bauchhöhle mittels eines Endoskops
Lapis
Stein
Laryngektomie
operative Entfernung des Kehlkopfes
Laryngitis
Kehlkopfentzündung
Larynx
Kehlkopf
Leberatrophie
Leberschwund
Leberzirrhose
Leberschrumpfung
Lecithin
fettartige Verbindung im Gehirn und in den Nerven
Legasthenie
Lese- und Rechtschreibschwäche
Leichdorn
Hühnerauge
Leinsamen
harmloses Abführmittel
Leukämie
Blutkrebs, Vermehrung der weißen Blutkörperchen
Leukose
Leukämie
Leukozyten
weiße Blutkörperchen
Lien
Milz
Linsenextraktion
Staroperation
Liquor cerebrospinalis
Flüssigkeit von Gehirn und Rükkenmark
Listeriose
Infektionskrankheit, die von Tieren übertragen werden
Lithiasis
Steinleiden, z.B. Nierensteine
Lochien
Wochenfluß
Lochiopyra
Wochenbettfieber
Lokalanästhesie
örtliche Betäubung
Lordose
Wirbelsäulenverbiegung nach vorn, Hohlkreuz
Lues connata
angeborene Syphilis
Lumbago
Hexenschuß
Lumbalanästhesie
Betäubung der unteren Körperhälfte
Lumbalgie
Lendenschmerz
Lumbalpunktion
Punktion des Lendenwirbelkanals
Lungenödem
Flüssigkeitsansammlung im Gewebe infolge einer Blutstauung im kleinen Lungenkreislauf
Luxation
Verrenkung

Lymphadenitis
Lymphknotenentzündung
Lymphadenom
Lymphknotengeschwulst
Lymphangiographie
Röntgenuntersuchung der Lymphgefäße mit Hilfe eines Kontrastmittels
Lymphgefäße
Saugadern
Lymphknoten
zum Lymphgefäßsystem gehörende kleine Knötchen

M

Macula
Fleck
Madarose
Lidrandentzündung mit Wimpernverlust
Magersucht
Gewichtsabnahme, psychisch bedingt
Magnesium
Gewebs- und Blutbestandteil
Magnesium-Mangel
führt zu Krämpfen beim Sport, Übelkeit und Herzrhythmusstörungen
Makroglossie
abnorme Vergrößerung der Zunge
Makrohämaturie
mit dem Auge sichtbares Blut im Harn
Malaria
Sumpffieber, Wechselfieber, Infektionskrankheit mit Übertragung durch die Stechmücke
Maldescensus testis
Hodenhochstand
maligne
bösartig
Malignom
bösartige Geschwulst
Malleolarfraktur
Knöchelbruch
Mammakarzinom
Brustdrüsenkrebs
Masern
Infektionskrankheit mit Hautausschlag im Kindesalter
Mastdarm
Abschnitt des Darms der in den After übergeht
Mastitis
Brustdrüsenentzündung
Mastoid
Warzenfortsatz des Ohres
Megacolon congenitum
Hirschsprung-Krankheit
Megalozyten
sehr große rote Blutkörperchen
Meiose
Reduktionsteilung
Mekonium
Kindspech, während der Schwangerschaft gebildeter Stuhl
Melaena
Teerstuhl
Melanom
bösartige Geschwulst der Haut
Menarche
erste Regelblutung
Meningen
Gehirn- und Rückenmarkshäute
Meningitis
Hirnhautentzündung
Meningoenzephalitis
Gehirn- und Hirnhautentzündung

Menigozele
Hirnhautbruch
Menstruation
Monatsblutung, Regel, Periode der geschlechtsreifen Frau
Mesometrium
breites Mutterband
Metabolismus
Stoffwechsel, Aufbau von Stoffen in Organismen
Metakarpus
Mittelhand
Metastase
Auftreten einer gleichen Geschwulst an anderer Körperstelle
Metatarsus
Mittelfuß
Meteorismus
Blähsucht, insbesondere im Dickdarm
Metritis
Gebärmutterentzündung
Metropathie
chronische Erkrankung der Gebärmutter
Metroptose
Gebärmuttersenkung
Metrorhagie
Blutung außerhalb der Menstruation
Migräne
anfallsweiser heftiger, halbseitiger Kopfschmerz
Mikroben
Kleinlebewesen, nur mikroskopisch sichtbar
Mikrodontie
abnorm kleine Zähne
Mikrogenie
Unterentwicklung des Kinns
Mikrognathie
Unterentwicklung des Oberkiefers
Mikromelie
abnorm kleine Gliedmaßen
Mikrophthalmie
abnorm kleiner Augapfel
Mikrorchie
Unterentwicklung des Hodens
Mikrosomie
Zwergwuchs
Mikrosporie
Pilzerkrankung der Kopfhaut, ansteckend
Mikrozephalie
abnorme Kleinheit des Schädels
Mikrozyten
abnorm kleine rote Blutkörperchen
Miktion
Harnlassen
Milben
Spinnentiere, Überträger von Mikroorganismen
Milchsäure
Zwischenprodukt des Kohlenhydratstoffwechsels
Milchzähne
erstes Gebiß des Kindes
Miliartuberkulose
Infektion mit Miliartuberkeln in verschiedenen Organen
Milzbrand
Infektionskrankheit, Übertragung von Haustieren
Miosis
Verengung der Pupille
Miserere
Koterbrechen bei Darmverschluß
Mitose
Zellteilung

Molar
Mahlzahn
Moll-Drüsen
Talgdrüsen der Wimpern
Mongolenfalte
sichelförmige Hautfalte über dem Augenwinkel
Mongolenfleck
harmloser Pigmentfleck am Kreuzbein im Kindesalter
Mongolismus
Krankheit aufgrund einer Chromosomenanomalie
Mononukleose
Pfeiffersches Drüsenfieber
Monosomie
Fehlen eines Chromosoms im Chromosomensatz
Mons pubis
Schamberg
Monstrum
Mißgeburt
Morbilli
Masern
Morbus
Krankheit
Morbus Basedow
Schilddrüsenüberfunktion
Morbus Brightii
chronische Nierenentzündung
Morbus caeruleus
Blausucht
Morbus haemolyticus neonatorum
Neugeborenen-Blutarmut durch Hämolyse
Motorik
Bewegungsabläufe
MS
Abkürzung für multiple Sklerose
Mucilago
Schleim
Mukosa
Schleimhaut
Mukoviszidose
zystische Pankreasfibrose, angeborene Stoffwechselstörung
Multiple Sklerose
in Schüben verlaufende Erkrankung des zentralen Nervensystems mit Lähmungen
Mumps
Ziegenpeter, Virusinfektion
Musculus
Muskel
Mutation
Änderung der Erbinformation mit Vererbung
Myalgie
Muskelschmerz
Myatrophie
Muskelschwund
Mycosis
Pilzerkrankung der Haut
Myelitis
Rückenmarksentzündung
Myokard
Herzmuskel
Myokarditis
Herzmuskelentzündung
Myom
gutartige Muskelgeschwulst, häufig in der Gebärmutter
Myopie
Kurzsichtigkeit
Myositis
Muskelentzündung
Myospasmus
Muskelkrampf
Myringitis
Trommelfellentzündung

N

Naevus
Muttermal
Naevus flammeus
Feuermal
Nausea
Seekrankheit
Nebenhoden
Organ, das Hoden und Samenleiter verbindet
Nebennieren
aufliegende Drüsen mit innerer Sekretion
Nekrose
Gewebstod
Nephralgie
Nierenschmerz
Nephrektomie
operative Entfernung einer Niere
Nephritis
Nierenentzündung
Nephrose
degenerative Nierenkrankheit
Neuritis
Nervenentzündung
Neurodermitis
nervlich bedingte, ekzemartige Hautkrankheit
Neurologe
Facharzt für Nervenkrankheiten
Nissen
Eier der Läuse
Nykturie
nächtliches Harnlassen

O

Obesitas
Fettleibigkeit
Obstipation
Verstopfung des Stuhls
Oculus
Auge
Ödem
Wassersucht
Omphalitis
Nabelentzündung
Onkologie
Lehre von den Geschwulstkrankheiten
Onychosen
Nagelkrankheiten
Oophoritis
Eierstockentzündung
Ophthalmia
Augenentzündung
Ophthalmologe
Augenarzt
Ophthalmoskop
Augenspiegel
Optikusneuritis
Sehnervenentzündung
oral
durch den Mund
Orbita
Augenhöhle
Orchialgie
Hodenschmerz
Orchis
Hoden
Orthodontie
Kieferorthopädie
Orthopäde
Facharzt für Krankheiten des Bewegungsapparates
Orthopnoe
Zustand schwerer Atemnot
Osler-Krankheit
angeborene Blutgefäßanomalie

Osmidrose
stark riechende Schweißabsonderung
Ostealgie
Knochenschmerzen
Osteoarthritis
Knochen- und Gelenkentzündung
Osteomyelitis
Knochenmarksentzündung
Ostitis
Knochenentzündung
Otiater
Facharzt für Ohrenkrankheiten
Otiatrie
Ohrenheilkunde
Otitis
Ohrenentzündung
Otopexie
operative Korrektur bei abstehenden Ohren
Otoskop
Ohrenspiegel
Ovar
Eierstock
Ovarialgravidität
Eierstockschwangerschaft
Oxyuriasis
Wurmkrankheit durch Madenwürmer

P

Pädiater
Facharzt für Kinderkrankheiten
Palatoschisis
Gaumenspalte
palpabel
tastbar
Palpation
Untersuchung durch Abtasten der Organe
Palpebra
Augenlid
Palpitatio cordis
Herzklopfen
Pankreas
Bauchspeicheldrüse
Pankreatitis
Entzündung der Bauchspeicheldrüse
Panplegie
Lähmung der gesamten Körpermuskulatur
Pansinusitis
Entzündung sämtlicher Nasennebenhöhlen
Paralexie
Lesestörung
Paralyse
vollständige Lähmung eines Gliedes
Paramedizin
abweichende Diagnose und Therapie von Krankheiten gegenüber der Schulmedizin
Paranoia
Geisteskrankheit
Parasit
Schmarotzer
Paratestis
Nebenhoden
Parathyphus
Brechdurchfall durch eine Salmonellen-Infektion
Parazentese
Durchstechung des Trommelfells
Paradontose
Zahnfleischschwund
Partus
Geburt
Partus immaturus
Fehlgeburt

Partus praematurus
Frühgeburt
Parulis
Zahnwurzelhautentzündung mit Abszeß
Patella
Kniescheibe
Patellarluxation
Verrenkung der Kniescheibe
pathogen
krankheitserregend
Pathogenese
Entwicklung einer Krankheit
Pavor nocturnus
nächtliches Aufschrecken
Pectus carinatum
Hühnerbrust
Pedes
Füße
Pediculus
Laus
Pedikulose
Lausbefall
Pella
Haut
Pelveoperitonitis
Bauchfellentzündung im kleinen Becken
Pelvis
Becken
Pemphigus
Blasenausschlag
Pendelhoden
Wanderhoden, abnormes Gleiten zwischen Leistenkanal und Hodensack
Penis
männliches Glied
peranal
durch den After
Perforation
Durchlöcherung
Perikarditis
Herzbeutelentzündung
perinatal
Zeitpunkt um die Geburt
Perineum
Damm zwischen After und äußeren Geschlechtsteilen
Peristitis
Knochenhautentzündung
Peritonitis
Bauchfellentzündung
Perkussion
Beklopfen der Körperoberfläche mit den Fingern
Pertussis
Keuchhusten
Pes
Fuß
Pes abductus
Knickfuß
Pes cavus
Hohlfuß
Pes equinovarus
Klumpfuß
Pes planovalgus
Senk-Spreiz-Knickfuß
Pes planus
Plattfuß, Senkfuß
Pes transversus
Spreizfuß
Phänomen
Erscheinung
Phallus
männliches Glied
Phantom
Trugbild
Phantomschmerzen
Gliederschmerzen in nicht vorhandenen Gliedern

Pharmaka
Arzneimittel
Pharyngitis
Rachenschleimhautentzündung
Phenylketonurie
Stoffwechselkrankheit infolge eines Enzymdefektes
Phimose
Verengung der Vorhaut des männlichen Gliedes
Phobie
Zwangsangst
Phonokardiogramm
Aufzeichnung der Schallkurven der Herztöne
Phonophobie
Stottern, Sprechangst
Photodermatose
Hautkrankheiten durch Lichteinwirkung
Phrenes
Zwerchfell
physiologisch
gesund, der normalen Körperfunktion entsprechend
physisch
natürlich, körperlich
Pigmente
Farbstoffe
Pigmentnaevus
Muttermal
Plaque
Zahnbelag
Plazenta
Mutterkuchen
Pleura
Brustfell, Rippenfell
Pleuraempyem
Eiteransammlung im Brustfellraum
Pleuritis
Brustfellentzündung
Pneumokokken
Bakterien, Erreger der Lungenentzündung
Pneumonie
Lungenentzündung
Pollinose
Heuschnupfen
Polyadenitis
Entzündung mehrerer Lymphknoten
Polyarthritis
Entzündung mehrerer Gelenke
Polyp
gestielte Geschwulst, besonders der Schleimhaut
Polyurie
kranhaft vermehrte Harnmenge
Posthitis
Vorhautentzündung des Penis
postnatal
nach der Geburt
Potentia coeundi
Fähigkeit zum Beischlaf
Potentia concipiendi
Empfängnisfähigkeit
praecox
vorzeitig, frühreif
Prämenstruum
vor der Menstruation
pränatal
vor der Geburt
Präputium
Vorhaut des Penis
präventiv
vorbeugend
Primipara
Erstgebärende
probat
crprobt, bewährt

Processus
Fortsatz
Proctos
Mastdarm
Prognathie
Vorstehen des Oberkiefers
Prokonvertin
Faktor der Blutgerinnung
Proktalgie
Afterschmerz
Proktitis
Mastdarmentzündung
Proktozele
Mastdarmbruch
Prolaps
Vorfall
Prolapsus uteri
Gebärmuttervorfall
Proliferation
Vermehrung, Wucherung
Prophylaxe
Vorbeugung
Prosopalgie
Gesichtsschmerz
Prostata
Vorsteherdrüse
Pruritus
Hautjucken
Pseudokrupp
vorwiegend nächtliche Hustenanfälle mit Atemnot und Fieber
Psychiater
Facharzt für Nerven- und Geisteskrankheiten
psychisch
geistig, seelisch
Psychose
Geisteskrankheit
Psychosomatik
Lehre von den seelisch verursachten Krankheiten
Psychotherapie
Behandlung psychischer Erkrankungen
Pubertät
Zeit der Geschlechtsreife
Puerperalfieber
Wochenbettfieber
Puerperum
Wochenbett
Pulmo
Lunge
Pulpa dentium
Zahnfleisch
Purpura
fleckenförmige Blutergüsse und Hautblutungen
Pustel
Eiterbläschen
Pyelitis
Nierenbeckenentzündung
Pyknolepsie
Bewußtseinsstörungen bei Kindern
Pylorus
Pförtner, Magenausgang
Pylorusstenose
durch Muskelkrampf bedingte Verengung des Pylorus
Pyrexie
Fieber, Fieberzustand
Pyrosis
Sodbrennen

Q

Quaddeln
blasse Hauterhebungen
Quarantäne
Isolierung bei Verdacht ansteckender Krankheiten

Quincke-Ödem
akute Anschwellung des Gesichts infolge einer Allergie, auch lebensgefährliche Schleimhautschwellung im Mund und der Atemwege
Quintana
Fünftagefieber

R

Rachitis
Mangelerscheinung an Vitamin D, Verkalkung der Knochen
Raucedo
Heiserkeit
Raynaud-Krankheit
Durchblutungsstörung der Finger und Zehen
Read-Verfahren
Übungen für eine schmerzarme Geburt
Reanimation
Wiederbelebung
Rectum
Mastdarm
Reduktion
Rückbildung
Reflex
Muskelkontraktion von einem Reiz ausgehend
Reflux
Rückfluß
Rekonvaleszenz
Genesung
Rektoskop
Mastdarmspiegel
Rektozele
Mastdarmvorfall
Relaps
Rückfall
Ren
Niere
Ren mobilis
Wanderniere
Resistenz
Widerstand
resorbieren
aufsaugen
Retinitis
Netzhautentzündung
reversibel
umkehrbar
Rhagaden
Schrunden
Rhesus-Faktor
erbliche Blutgruppeneigenschaft
Rhinitis
Schnupfen
Roseola
feinfleckiger Hautausschlag
RS-Virus
Respiratory-Syncytial-Virus, vor allem Säuglinge und Kleinkinder werden davon befallen
Rubeola
Röteln
Ructus
Aufstoßen
Ruhr
Infektionskrankheit mit blutigen Durchfällen

S

Säuglingsdyspepsie
akute Infektionskrankheit mit Durchfall, Gewichtsverlust und Austrocknungserscheinungen

Säuglingsdystrophie
Ernährungs- und Entwicklungsstörungen
Salmonellen
Stäbchenbakterien
Sanguination
Blutung
Sapo
Seife
Sarkom
bösartige Bindegewebegeschwulst
Sarkozele
Hodengeschwulst
Saugbiopsie
Ansaugen von Gewebe zur feingeweblichen Untersuchung
Scapula
Schulterblatt
Scarlatina
Scharlach, akute Infektionskrankheit mit Ausschlag
Scheuermann-Krankheit
Wirbelsäulenerkrankung, Buckel
Schizophrenie
Geisteskrankheit mit gesunden und krankhaften Verhaltensweisen
Schlafkrankheit
tropische Infektionskrankheit, Überträger ist die Tsetsefliege
Schlaganfall
Gehirnschlag
Schlottergelenk
abnorm bewegliches Gelenk
Schluckimpfung
Gabe des Impfstoffes durch den Mund
Schock
plötzliches Kreislaufversagen durch Unfall, Allergien etc.
Schorf
geronnenes Blut auf einer Wunde
Scrotum
Hodensack
sebaceus
talgartig
Seborrhoe
krankhaft vermehrte Talgabsonderung
Sectio
Schnitt
Seitenstrangangina
Schleimhautentzündung der seitlichen Rachenwand
Sekret
Produkt einer Drüsenabsonderung oder einer Wunde
Sekundumdefekt
angeborener Herzfehler
Seminom
bösartige Hodengeschwulst
Sepsis
Blutvergiftung
Septum
Scheidewand
Serum
der bei der Gerinnung des Blutplasmas verbleibende flüssige Bestandteil des Blutes
sezernieren
absondern
Shunt
Kurzschlußverbindung zwischen Blutgefäßen, natürlich oder künstlich
Singultus
Schluckauf
Sinusblock
Herzrhythmusstörung
Sinusitis
Nasennebenhöhlenentzündung

Skabies
Krätze
Skalpell
Messer für die Chirurgie
Skoliose
Wirbelsäulenerkrankung mit seitlicher Verbiegung
Skorbut
Folgeerscheinung von Vitamin C-Mangel
Smegma
Absonderungen der Eichel sowie an den kleinen Schamlippen
Soma
Körper
somatisch
körperlich
Somnambulis
Schlafwandeln
Sonographie
Ultraschalluntersuchung
Soor
Pilzerkrankung der Haut und Schleimhaut
spasmisch
krampfhaft
Spasmus
Verkrampfung
Speiche
Unterarmknochen
Spekulum
Spiegel zur Untersuchung tieferliegender Organe durch natürliche Körperöffnungen
Sperma
Samen
Spina bifida
Wirbelsäulenspalt
Splen
Milz
Sprue
die durch das Klebereiweiß verursachte Schädigung der Dünndarmschleimhaut
Sputum
Auswurf
Stagnation
Stillstand
Stearrhoe
Fettstühle
Steißlage
Lage eines Kindes bei der Geburt
Stenose
Verengung
Sterkus
Kot
Sternum
Brustbein
Stethoskop
Höhrrohr zum Abhorchen der Organe
Stimulus
Reiz
Stoma
Öffnung
Stomatitis
Entzündung der Mundschleimhaut
Strabismus
Schielen
Strangurie
Harnzwang, schmerzhaftes Harnlassen
Streptokokken
Bakterien in Kettenform
Striae
Streifen, Dehnungsstreifen
Stridor
pfeifendes Atemgeräusch bei der Einatmung

Struma
Kropf
Struma maligna
bösartige Geschwulst an der Schilddrüse
Strumitis
Entzündung der vergrößerten Schilddrüse
Stupidität
Dummheit
Styptika
blutstillende Mittel
subferil
leicht erhöhte Körpertemperatur
Substitution
Ersatz
Sucus
Saft
Sudor
Schweiß
suffizient
genügend, ausreichend
Suffokation
Erstickung
Suffusion
großflächiger Bluterguß unter der Haut
Sulcus unguinalis
Leistenfurche
Suppression
Unterdrückung
Suppuration
Eiterung
Surrogat
Ersatzstoff
Sykosis
Bartflechte
Sympathikus
Kurzbezeichnung für den Nervus sympathicus
Symptom
Krankheitszeichen
Syndrom
Zusammentreffen mehrerer Symptome
Synovia
Gelenkschmiere
Systole
Zusammenziehung der Herzkammern durch den Herzmuskel
Szintigraphie
Untersuchungsmethode mit radioaktiven Substanzen

T

Tachykardie
beschleunigte Herztätigkeit
Taenia
Bandwurm
Taenia saginata
Rinderbandwurm
Taenia solium
Schweinebandwurm
Talg
festes Fett
Talus
Sprungbein
Tampon
Wattebausch, Mullbausch
Tannin
Gerbsäure
Tapetum nigrum
Pigmentschicht der Netzhaut des Auges
Tempora
Schläfen
temporär
zeitweilig
Tendo
Sehne

Tendovaginitis
Sehnenscheidenentzündung
Tenesmus
schmerzhafter Harn- oder Stuhldrang
Tension
Spannung, Druck
Testis
Testikel, Hoden
Tetanie
Zustand allgemeiner neuromuskulärer Übererregbarkeit mit Muskelkrämpfen, Atemnot und Herzschmerzen
Tetanus
Wundstarrkrampf
Tetracyclin
Breitbandantibiotikum
Thelitis
Brustwarzenentzündung
Therapie
Behandlung
Thorax
Brustkorb
Thrombolyse
Auflösung eines Blutgerinsels
Thrombopenie
Verminderung der Blutplättchen
Thrombose
Blutpfropfbildung
Thrombozyten
Blutplättchen
Thyreoidektomie
operative Entfernung der Schilddrüse
Tibia
Schienbein
Tinea
Pilzerkrankung der Haut oder Schleimhäute
Tinnitus aurium
Ohrensausen
Tomographie
Untersuchungsmethode mit Röntgenstrahlen, bei der Schnittbilder von Organen entstehen
Tonemetrie
Messung des Augeninnendrucks
Tonsilla
Mandel
Tonsilla palatina
Gaumenmandel
Tonsillektomie
operative Entfernung der Tonsillen
Tonsillitis
Mandelentzündung
Tonus
Spannung, durch ständigen Nerveneinfluß vorhandener Spannungszustand der Muskulatur
Tophus
Gichtknoten
Torsion
Drehung um eine Längsachse
Torsionsfraktur
Drehbruch eines Knochens
Torso
Rumpf
Toxikämie
Blutvergiftung
Toxikosen
Vergiftungen
toxisch
giftig
Toxoplasmose
Infektionskrankheit infolge von Genuß rohen Fleisches
Trachea
Luftröhre

Trachealtubus
Rohr, das in die Luftröhre eingeführt wird, zur künstlichen Beatmung
Tracheitis
Luftröhrenentzündung
Tracheotomie
Luftröhrenschnitt
Transpiration
Hautatmung, Ausdünstung
Transplantation
Übertragung von Organen oder Geweben
Transversuslähmung
Stimmbandlähmung
Trauma
Verletzung, Gewalteinwirkung
Tremor
Zittern
Treponemen
spiralförmige Bakterien
Trichinose
Befall des Darms durch Trichinen
Trichosporie
Pilzkrankheit der Haare
Trismus
Kieferklemme durch einen Muskelkrampf
Trisomie
dreifaches Vorkommen eines Chromosomensatzes
Trypsin
eiweißspaltendes Ferment der Bauchspeicheldrüse
Tubargravidität
Schwangerschaft außerhalb der Gebärmutter im Eileiter
Tubenkatarrh
Schleimhautentzündung des Mittelohrs
Tubensterilisation
durch Unterbrechung der Eileiter wird die Frau unfruchtbar
Tuberkel
Tuberkuloseknoten
Tuberkulose
Infektionskrankheit durch Tuberkelbakterien
Tubus
Rohr
Tularämie
bakterielle Infektionskrankheit mit Hautausschlägen, Fieber und Lungenentzündung, Überträger sind Tiere
Tumor
Geschwulst
Turner-Syndrom
Chromosomenanämie, nur bei Mädchen auftretende Fehlbildung
Tussis
Husten
Typhlitis
Blinddarmentzündung
Typhus abdominalis
Unterleibstyphus

U

Uhrglasnägel
Form der Fingernägel bei Trommelschlegelfingern
Ulcus
Geschwür
Ulcus perforans
durchbrechendes Magengeschwür
Ulna
Unterarmknochen
Ultraschalluntersuchung
Untersuchungsmethode mit Hilfe von Ultraschall

Ulzeration
Geschwürbildung
Umbilicus
Nabel
Unguis
Finger- und Zehennagel
Unguis incarnatus
eingewachsener Nagel
unokular
einäugig
Urämie
Harnvergiftung
Urea
Harnstoff
Ureter
Harnleiter
Ureteritis
Harnleiterentzündung
Urin
Harn
Urinal
Harnflasche
Urologe
Facharzt für Erkrankungen der Harnorgane
Urticaria
Nesselsucht
Urtierchen
Protozoen, Einzeller
Uterus
Gebärmutter
Uterusmyom
gutartige Muskelgeschwulst der Gebärmutter

V

Vagina
Scheide
Vaginismus
Scheidenkrampf
Varikose
Krampfaderleiden
Varizellen
Windpocken
Varizen
Krampfadern
Vaskulitis
Gefäßentzündung
Velum palatinum
Gaumensegel
Vene
Blutader
Ventrikel
Magen, Herzkammer, Hirnkammer
Ventrikeldrainage
künstliche Verbindung zwischen einer Hirnkammer und einem Hohlraum des Zentralnervensystems oder des Herzens
Ventrikelseptumdefekt
angeborener Defekt der Kammerscheidewand
Verruca
Warze
Vertebra
Wirbel
Vertigo
Schwindel
Vesica
Blase
vesikulär
bläschenartig
Villus
Zotte
Viren
Mikroorganismen, kleiner als Bakterien
Viscera
Eingeweide

Vita
Leben
Vitium cordis
Herzfehler
Vola
Hohlhand, Handteller
Volvulus
Darmverschlingung
Vomitus gravidarum
Schwangerschaftserbrechen
Vulva
äußere Geschlechtsteile der Frau

W

Wehen
schmerzhaftes Zusammenziehen der Gebärmuttermuskulatur
Wilms-Tumor
bösartige Geschwulst der Niere
Windeldermatitis
Wundsein

Z

Zahnstein
Salzablagerung an der Rückseite der Unterkieferzähne
Zecken
blutsaugende Parasiten, Krankheitsüberträger
Zeiss-Drüse
Talgdrüse an den Wimpern
Zentralnervensystem
ZNS, Gehirn und Rückenmark
Zephalgie
Kopfschmerz
Zephalozele
Bruch im Bereich des Schädels
Zestoden
Bandwürmer
Zilien
Wimpern
Zirkulation
Kreislauf
Zirkumzision
Vorhautbeschneidung
Zirrhose
Schrumpfung eines Organs
Zöliakie
durch Gluten hervorgerufene Erkrankung der Dünndarmschleimhaut
Zöliozentese
Punktion der Bauchhöhle
Zoster
Herpes zoster, Gürtelrose
Zyanose
Blausucht
Zyklus
Kreislauf, Menstruationszyklus
Zyste
sackartige Geschwulst
Zystitis
Blasenentzündung
Zystopyelitis
Entzündung von Harnblase und Nierenbecken
Zytomegalie
Virusinfektion vor der Geburt
Zytostatika
zellteilungshemmende Medikamente

Frühförderung – was ist das?

Auffälligkeiten oder Beeinträchtigungen bei Säuglingen und Kleinkindern bedürfen besonderer Aufmerksamkeit. Je früher sie erkannt werden, und je früher eine spezielle Förderung einsetzt, desto sicherer können bleibende Schäden vermieden werden.
Frühförderung wendet sich an entwicklungsmäßig verzögerte, behinderte oder von Behinderung bedrohte Kinder von der Geburt bis zum Übergang in eine andere dem Kind angemessene Form der Förderung.
Die Behandlung wird in fachübergreifender Zusammenarbeit von medizinischen, psychologischen, pädagogischen und sozialen Maßnahmen durchgeführt. Sie beinhaltet: Früherkennung, Frühbehandlung, Früherziehung und Beratung. Der Familie bietet sie Stützung und Stabilisierung, Beratung und Anleitung.
Die Behandlung in Frühförderungseinrichtungen wird bei Indikation von den Krankenkassen übernommen.

Wo bekomme ich Hilfe?

Es gibt inzwischen ein recht großes Angebot an Frühförderstellen, das allerdings in der Öffentlichkeit noch nicht ausreichend bekannt ist. Fragen Sie also Ihre Kinderärztin oder Ihren Arzt!
Ein Adressenverzeichnis aller Frühförderungseinrichtungen in den alten und neuen Bundesländern erhalten Sie beim:

Bundesministerium für Arbeit und Sozialordnung
Referat Öffentlichkeitsarbeit
Postfach 500

53105 Bonn

Tel.: 0180/5 15 15 10
Fax: 0180/5 15 15 11
E-mail: info@bma.bund400.de
Internet: http://www.bma.de

Register

F

G